Generis
PUBLISHING

AF687588

Cuidar en Tiempos de Cambio: La Profesionalización de la Enfermería Femenina en Aragón, 1915–2003

Enfermeras Laicas, Damas Enfermeras de la Cruz Roja y Damas Auxiliares de Sanidad Militar

Yolanda Martínez Santos

Title: ***Cuidar en Tiempos de Cambio: La Profesionalización de la Enfermería Femenina en Aragón, 1915–2003***

Enfermeras Laicas, Damas Enfermeras de la Cruz Roja y Damas Auxiliares de Sanidad Militar

ISBN: 979-8-89966-495-3

Author: Yolanda Martínez Santos

Cover image: AI Generated

Publisher: Generis Publishing
Online orders: www.generis-publishing.com
Contact email: info@generis-publishing.com

CUIDAR EN TIEMPOS DE CAMBIO: LA PROFESIONALIZACIÓN DE LA ENFERMERÍA FEMENINA EN ARAGÓN, 1915–2003. ENFERMERAS LAICAS, DAMAS ENFERMERAS DE LA CRUZ ROJA Y DAMAS AUXILIARES DE SANIDAD MILITAR

Yolanda Martínez Santos

Prefacio

El cuidado, en su dimensión histórica, trasciende la mera práctica técnica para convertirse en una categoría analítica fundamental desde la que interpretar las transformaciones sociales, culturales y profesionales del siglo XX. En el contexto español, y particularmente en el ámbito femenino, cuidar no solo implicó atender la enfermedad, sino también ocupar un espacio social en constante redefinición, atravesado por relaciones de poder, normas de género y procesos de institucionalización.

Este libro, Cuidar en tiempos de cambio, reconstruye las trayectorias divergentes y complementarias del cuidado femenino en Aragón a lo largo del siglo XX, adoptando una perspectiva genealógica que cuestiona las narrativas lineales de profesionalización. Frente a interpretaciones que describen un progreso continuo desde la beneficencia religiosa hacia la enfermería universitaria, este trabajo pone de manifiesto la coexistencia de modelos diversos, articulados en torno a instituciones, prácticas y discursos diferenciados.

En este sentido, se analizan tres modelos institucionales fundamentales. En primer lugar, la enfermería laica, progresivamente estructurada en torno a las escuelas de Ayudantes Técnicos Sanitarios y a los hospitales civiles, que consolidó un marco formativo reglado y una identidad profesional en construcción. En segundo lugar, el voluntariado humanitario representado por las Damas Enfermeras de la Cruz Roja Española (DECRE), que configuró un espacio intermedio entre la caridad tradicional y la formación técnica disciplinada. Finalmente, la asistencia militarizada de las Damas Auxiliares de Sanidad Militar (DASM), integrada en estructuras castrenses jerárquicas, donde el cuidado se vinculó estrechamente con la disciplina, la obediencia y el servicio institucional.

Lejos de desarrollarse de forma aislada, estos modelos interactuaron en un entramado complejo de influencias, transferencias y tensiones, contribuyendo conjuntamente a la configuración de la enfermería contemporánea. La coexistencia de voluntariado, profesionalización y militarización revela la pluralidad de caminos a través de los cuales las mujeres accedieron al ámbito sanitario, desafiando interpretaciones simplificadoras del proceso histórico.

Aragón —y particularmente Zaragoza— constituye un observatorio privilegiado para el análisis de estas dinámicas. Durante el siglo XX, la capital aragonesa concentró una notable densidad institucional, albergando el distrito universitario responsable de la formación de ATS, una activa red hospitalaria civil, estructuras de la Cruz Roja y un importante dispositivo sanitario militar. Esta confluencia permitió la interacción directa entre distintos modelos de cuidado, generando un contexto especialmente fértil para el estudio de la profesionalización enfermera desde una perspectiva comparada.

Metodológicamente, el estudio se fundamenta en un enfoque cualitativo histórico-hermenéutico, basado en el análisis crítico de fuentes primarias y secundarias. La consulta de archivos institucionales, expedientes académicos, manuales docentes y documentación administrativa se ha complementado con la revisión de la literatura especializada en historia de la enfermería, género y profesionalización. Este enfoque permite no solo reconstruir hechos y procesos, sino también interpretar los significados sociales y culturales del cuidado en distintos contextos históricos.

El objetivo de este trabajo no es únicamente describir la evolución de la enfermería, sino contribuir a una comprensión más compleja de su genealogía, entendida como un proceso plural, no lineal y profundamente condicionado por factores sociales, institucionales y de género. En este sentido, se propone una lectura que sitúa el cuidado en el centro del análisis histórico, reconociendo su papel en la construcción de identidades profesionales y en la transformación de las trayectorias femeninas en la España contemporánea.

Zaragoza, marzo de 2026

Yolanda Martínez

Agradecimientos

La presente obra es el resultado de un proceso de investigación prolongado, construido a partir del diálogo entre la práctica profesional, la reflexión académica y el trabajo con fuentes históricas. En este recorrido, numerosas personas e instituciones han contribuido, de manera directa o indirecta, a su desarrollo.

Deseo expresar, en primer lugar, mi más sincero agradecimiento a la profesora Concha Germán Bes y al profesor Manuel Amezcua, directores de mi tesis doctoral, por su guía intelectual, su rigor metodológico y su compromiso constante con el desarrollo de la historia de la enfermería como campo de conocimiento. Su magisterio ha sido fundamental en la configuración de la perspectiva desde la que se articula este trabajo.

Asimismo, quiero reconocer la labor de la profesora Consuelo Miqueo, cuya dirección del grupo de investigación en historia de la enfermería de la Universidad de Zaragoza constituyó un espacio de formación, intercambio y crecimiento académico indispensable para el desarrollo de esta línea de investigación.

Mi agradecimiento se extiende también a mis compañeras y compañeros del Hospital General de la Defensa de Zaragoza, con quienes comparto la práctica cotidiana del cuidado. Su experiencia, compromiso y profesionalidad han sido una fuente constante de reflexión sobre el significado y la evolución del trabajo enfermero.

Finalmente, deseo expresar un agradecimiento especial a mi familia. A mi marido, Alfonso, y a mis hijos, Sara y Marcos, por su apoyo incondicional, su paciencia y su presencia constante a lo largo de todo este proceso. Su acompañamiento ha sido esencial para hacer posible este trabajo.

CONTENIDO

Introducción

Justificación y objetivos de la investigación

La profesionalización de la enfermería en España ha sido descrita como un proceso complejo, no lineal y condicionado por factores institucionales, sociales y de género. En este contexto, el estudio del cuidado femenino adquiere especial relevancia, en tanto que permite analizar no solo la evolución de una ocupación sanitaria, sino también las formas históricas de participación de las mujeres en el ámbito asistencial. Desde una perspectiva disciplinar, el cuidado constituye una categoría central cuya construcción histórica se vincula a transformaciones epistemológicas, sociales y culturales (Hernández Conesa, 1996; Siles González, 2011).

El concepto de cuidado ha sido abordado desde diferentes enfoques teóricos que subrayan su carácter relacional, contextual y culturalmente situado. Desde perspectivas humanísticas y fenomenológicas, el cuidado se entiende como una práctica que trasciende la dimensión técnica, implicando una relación interpersonal mediada por valores, significados y experiencias compartidas (Carneiro Rolim et al., 2005; Siles González y Solano Ruiz, 2007). Esta dimensión resulta especialmente relevante en el análisis histórico, en la medida en que permite comprender cómo las prácticas de cuidado han estado condicionadas por normas sociales, estructuras institucionales y representaciones culturales.

Asimismo, la historiografía reciente ha destacado cómo la enfermería se configuró como profesión fuertemente feminizada, donde discursos de vocación y sacrificio legitimaron su subordinación al cuerpo médico. Desde la perspectiva de género, el cuidado se asignó tradicionalmente a las mujeres como extensión de roles domésticos, condicionando su reconocimiento profesional y autonomía (Miró Bonet, 2008; Galiana Sánchez y Bernabéu Mestre, 2011).

El arco cronológico comprendido entre 1915 y 2003 responde a dos hitos fundamentales en la configuración de la enfermería contemporánea en España. Por un lado, la creación del primer título oficial de enfermera en 1915 marcó el inicio de la regulación estatal del cuidado femenino. Por otro, la implantación del Grado en Enfermería en el marco del Espacio Europeo de Educación Superior, que culminó el proceso de integración universitaria de la disciplina, consolidando su reconocimiento académico y profesional.

En este periodo, Aragón se presenta como un espacio especialmente significativo para el análisis histórico. La región permite observar la coexistencia de distintos modelos de cuidado femenino desarrollados de forma simultánea: la enfermería laica profesionalizada, el voluntariado humanitario de las Damas Enfermeras de la Cruz Roja Española (DECRE) y la asistencia vinculada a estructuras militares a través de las Damas Auxiliares de Sanidad Militar (DASM). Estos tres modelos responden a formas diferenciadas de legitimación del cuidado —profesional, humanitaria y militar—, lo que permite analizar comparativamente sus lógicas institucionales, formativas y simbólicas.

En este sentido, tanto la Cruz Roja como la sanidad militar femenina no solo ampliaron los espacios de intervención de las mujeres en el ámbito sanitario, sino que también contribuyeron a generar modelos alternativos de formación, organización y legitimación del cuidado, complementarios —y en ocasiones tensionados— respecto al modelo profesional laico. El voluntariado humanitario articulado en torno a la Cruz Roja constituyó un espacio intermedio entre la beneficencia tradicional y la profesionalización sanitaria, mientras que la sanidad militar introdujo formas específicas de organización del cuidado basadas en la disciplina, la jerarquía y la lógica castrense.

El objetivo general de esta investigación es reconstruir y comparar las trayectorias del cuidado femenino en Aragón entre 1915 y 2003, atendiendo a sus contextos institucionales, formativos y sociales. De este objetivo se derivan tres objetivos específicos: analizar los procesos de regulación y formación de la enfermería laica; estudiar el papel de las instituciones humanitarias en la configuración de modelos alternativos de cuidado; y examinar la contribución de la sanidad militar femenina a la diversificación de las prácticas asistenciales y de las identidades profesionales.

Estado de la cuestión

En las últimas décadas, la historia de la enfermería se ha consolidado como un campo de investigación que integra aportaciones de la historia social, la teoría del cuidado y los estudios de género. Diversos trabajos han analizado la construcción de la enfermería como disciplina científica, subrayando la importancia de sus fundamentos teóricos y de su evolución histórica (Hernández Conesa, 1996; Francisco de Rey, 2008).

Asimismo, la literatura ha destacado la centralidad del concepto de cuidado como categoría analítica, vinculándolo a enfoques que sitúan la relación interpersonal y la dimensión temporal en el núcleo de la práctica enfermera (Siles González y Solano

Ruiz, 2007). Estas aproximaciones han contribuido a comprender la enfermería como una práctica no solo técnica, sino también social y culturalmente situada.

Desde la perspectiva del desarrollo profesional, distintos estudios han abordado los procesos de socialización y construcción de la identidad enfermera, poniendo de relieve el papel de los valores, las actitudes y las estructuras organizativas (Ramió Jofre, 2005; Celma Vicente, 2007; Almagro Lorca, 2015). En este sentido, la historiografía ha señalado que la enfermería se configuró como una profesión fuertemente feminizada, en la que los discursos de vocación y servicio contribuyeron a reforzar su posición subordinada en el sistema sanitario (Miró Bonet, 2008; Galiana Sánchez y Bernabéu Mestre, 2011).

Por otra parte, los estudios sobre desarrollo profesional han analizado la transición desde figuras tradicionales hacia la enfermería moderna, destacando el papel de las instituciones formativas, las reformas sanitarias y los procesos de institucionalización (Quintaros Rodríguez, 2008; Matesanz Santiago, 2011). Asimismo, investigaciones específicas han abordado la evolución de escuelas de enfermería y modelos formativos concretos (Miralles Sangro et al., 1997; Martínez Santos, 2017).

En el análisis de la evolución contemporánea de la enfermería española, destacan las aportaciones de Concha Germán Bes, quien ha estudiado de forma detallada los procesos de cambio durante la Transición democrática. Sus trabajos han puesto de relieve el papel de la movilización profesional en la transformación del sistema sanitario y en la consolidación de la enfermería como disciplina universitaria, subrayando la importancia de las reivindicaciones colectivas en la mejora de las condiciones laborales, formativas y organizativas del colectivo enfermero (Germán Bes, 2007, 2013).

En relación con los modelos no estrictamente civiles, la historiografía ha comenzado a prestar mayor atención al papel de las organizaciones humanitarias y de la sanidad militar en la configuración del cuidado femenino. La revisión sistemática de Mas Espejo, Siles González y Pulido Mendoza (2015) sintetiza el conocimiento disponible sobre las Damas Enfermeras, destacando su evolución desde auxiliares voluntarias hasta profesionales técnicas con formación reglada. Este trabajo evidencia la escasez de estudios sobre su impacto en regiones específicas como Aragón, lo que justifica el análisis propuesto en esta monografía (Mas Espejo, Siles González y Pulido Mendoza, 2015).

Por su parte, los estudios sobre sanidad militar femenina, han contribuido a visibilizar la participación de las mujeres en estructuras asistenciales marcadas por la disciplina y la jerarquía. Trabajos recientes han puesto de relieve cómo las DASM configuraron un modelo específico de cuidado, en el que convergían formación técnica, valores de servicio y organización castrense (Herrera-Justicia, 2024; Martínez Santos y Germán Bes, 2014).

A pesar de la riqueza de estas aportaciones, el análisis historiográfico presenta una cierta fragmentación. La mayoría de los estudios se han centrado en aspectos específicos sin integrar de forma sistemática las distintas trayectorias del cuidado femenino. En este sentido, persiste un vacío en lo que respecta a análisis comparativos que permitan abordar conjuntamente los modelos profesional, humanitario y militar en un contexto regional concreto.

Fuentes y metodología

Este estudio adopta un enfoque cualitativo histórico-hermenéutico. Se orienta a interpretar de forma crítica los procesos sociales, institucionales y culturales que configuraron la enfermería y el cuidado femenino en Aragón entre 1915 y 2003.

Enfoque y diseño

El marco teórico se apoya en las propuestas de historia social de las profesiones y en la perspectiva de género. Se siguen las orientaciones de Burke (2021) para el análisis histórico-crítico, combinando reconstrucción cronológica e interpretación de significados en contextos concretos.

Fuentes primarias

Se consultaron tres conjuntos documentales principales:

- Archivo de la Escuela de Damas Auxiliares de Sanidad Militar (DASM), Hospital Militar de Zaragoza: libros de matrícula, expedientes individuales, actas de promoción, normativa interna, programas docentes y documentación administrativa correspondientes a 31 promociones entre 1958 y 1992.
- Archivo de Escuelas de Ayudantes Técnicos Sanitarios (ATS) del Distrito Universitario de Zaragoza (1953–1980): expedientes académicos, planes de estudio, informes de prácticas y documentación administrativa sobre la formación de enfermeras laicas.
- Archivo de Damas Enfermeras de la Cruz Roja Española (DECRE), Madrid: expedientes personales, registros de cursos, reglamentos internos y memorias de actividad, complementados con publicaciones institucionales.

Estas fuentes permiten reconstruir marcos normativos, trayectorias formativas y prácticas concretas de cuidado, así como analizar jerarquías, relaciones de poder y procesos de profesionalización y voluntariado.

Fuentes secundarias

Se utilizaron estudios historiográficos, tesis doctorales y artículos especializados sobre historia de la enfermería en España y Aragón, la Cruz Roja y la sanidad militar femenina. Destacan los trabajos de Blázquez Ornat, Martínez Santos, Germán Bes, así como la revisión específica sobre Damas Enfermeras de Mas Espejo, Siles González y Pulido Mendoza (2015) y el análisis regional de García sobre modernización médica en Huesca (2017).

Procedimiento analítico

El análisis se organizó en cuatro fases:

1. Crítica interna y externa de las fuentes, valorando autenticidad, coherencia y contexto de producción.
2. Codificación temática, agrupando la información en categorías como formación, estatus, funciones, autonomía y relaciones civiles-militares.
3. Triangulación entre archivos, normativa y bibliografía secundaria para contrastar datos y reducir sesgos.
4. Interpretación hermenéutica, integrando los resultados en un relato histórico que tiene en cuenta la influencia de género, estructuras políticas y organización institucional.

Este diseño metodológico permite abordar la genealogía del cuidado femenino en Aragón como una trama de trayectorias que entrelaza, en un mismo espacio regional, la enfermería laica profesionalizada, el voluntariado humanitario de la Cruz Roja y la sanidad militar femenina.

La genealogía del cuidado femenino como enfoque interpretativo

El concepto de genealogía del cuidado femenino constituye el eje interpretativo de esta obra. Frente a las visiones lineales de la profesionalización, este enfoque propone entender el desarrollo del cuidado como una trama compleja de trayectorias, continuidades y transformaciones.

Desde esta perspectiva, el cuidado se configura como una práctica histórica situada en la que convergen dimensiones técnicas, relacionales y simbólicas. Tal como ha señalado la teoría enfermera, el cuidado implica una relación interpersonal mediada por valores y contextos culturales, lo que refuerza la necesidad de abordarlo desde una perspectiva histórica y social (Siles González, 2011).

En el caso de Aragón, esta genealogía se articula en torno a tres modelos diferenciados: la enfermería laica profesionalizada, el voluntariado humanitario de las DECRE y la asistencia militarizada de las DASM. Cada uno de estos modelos no solo responde a marcos institucionales distintos, sino que también implica formas diferenciadas de entender el cuidado, la autoridad profesional y el papel de las mujeres en el ámbito sanitario.

Lejos de constituir un proceso homogéneo, la profesionalización de la enfermería en Aragón se presenta como el resultado de la interacción entre modelos institucionales diversos que redefinieron, de forma continua, el significado y la práctica del cuidado femenino. En este sentido, la obra se articula en torno a la idea de *cuidar en tiempos de cambio*, entendiendo el cuidado como una práctica inserta en procesos históricos de transformación social, política e institucional.

Este estudio se inscribe en una perspectiva histórico-social que entiende el cuidado femenino como una construcción dinámica, atravesada por relaciones de poder, género e institucionalización. En el caso de Aragón, estas transformaciones se materializaron en tres grandes itinerarios: la enfermería laica, vinculada a la profesionalización académica; el voluntariado humanitario de la Cruz Roja, que articuló un modelo intermedio entre beneficencia y técnica; y la sanidad militar, donde el cuidado femenino se integró en estructuras jerárquicas y disciplinarias.

El análisis de estos tres modelos permite comprender no solo la evolución de la enfermería, sino también las continuidades y rupturas en la construcción social del rol cuidador femenino. Así, los capítulos siguientes abordan, de manera diferenciada pero complementaria, la institucionalización del voluntariado enfermero en la Cruz Roja y el desarrollo de las Damas Auxiliares de Sanidad Militar, configurando una genealogía compleja del cuidado en el contexto aragonés.

Capítulo 1.
Marco general de la profesionalización de la enfermería en España y su proyección en Aragón (1915–2003)

La profesionalización de la enfermería en España ha sido descrita por la historiografía como un proceso prolongado, no lineal y marcado por la coexistencia de modelos asistenciales diversos. Esta evolución en el ámbito del cuidado femenino transitó desde la beneficencia y la religiosidad hacia formas progresivamente más técnicas y regladas (Amezcua y González Iglesias, 2013; Gómez-Cantarino et al., 2020). En este marco, Aragón constituye un observatorio privilegiado para el análisis territorial de estas transformaciones. En la región confluyeron tres modelos asistenciales: la enfermería laica profesionalizada, el voluntariado humanitario de las Damas Enfermeras de la Cruz Roja Española (DECRE) y la asistencia militarizada de las Damas Auxiliares de Sanidad Militar (DASM).

1.1. De los cuidadores tradicionales a las primeras regulaciones

Hasta bien entrado el siglo XX, el cuidado sanitario en España se articuló a través de un entramado heterogéneo de actores. En él participaban practicantes, comadronas, religiosas, personal seglar sin titulación específica y familiares que asumían tareas de asistencia en el hogar y en instituciones de caridad (Blázquez Ornat, 2017; Martínez Vidal y Fernández Doctor, 1985). Esta pluralidad reflejaba un sistema asistencial todavía poco profesionalizado, en el que las funciones de cuidado se distribuían de forma flexible y frecuentemente informal.

La normativa de finales del siglo XIX y comienzos del XX se centró preferentemente en regular la figura del practicante y de las matronas, consolidando el peso masculino en los cuerpos auxiliares sanitarios y dejando en un segundo plano la actividad femenina, estrechamente vinculada a la beneficencia y a las órdenes religiosas (Amezcua y González Iglesias, 2013). De este modo, mientras algunos sectores de la asistencia avanzaban hacia una mayor reglamentación técnica, el cuidado ejercido por mujeres permanecía en gran medida inscrito en marcos morales y vocacionales.

En Aragón, como en otras regiones, los grandes hospitales urbanos constituyeron espacios privilegiados donde se entrecruzaron estas dinámicas. El Hospital Real y General de Nuestra Señora de Gracia de Zaragoza, institución central de la asistencia de la capital zaragozana desde la época moderna, funcionó durante siglos como espacios de síntesis de estas tradiciones. Estudios como los realizados por Martínez

Vidal y Fernández Doctor (1985) sobre su funcionamiento en el siglo XVIII, muestran ya la presencia de una estructura hospitalaria compleja, en la que médicos, cirujanos y personal asistencial articulaban un modelo de atención que combinaba caridad, disciplina institucional y progresiva especialización profesional (Martínez Vidal y Fernández Doctor, 1985).

En este contexto institucional, las congregaciones religiosas desempeñaron un papel fundamental en el sostenimiento cotidiano de los cuidados. Sus prácticas convivieron con la progresiva tecnificación derivada del desarrollo de la medicina científica. Sin embargo, el papel de las mujeres en estas tareas continuó interpretándose principalmente a través de discursos de vocación, sacrificio y servicio, más que mediante categorías de reconocimiento profesional o cualificación técnica (Blázquez Ornat, 2017)

1.2. La creación del título de enfermera (1915): un hito ambivalente

La Real Orden de 7 de mayo de 1915, que creó el primer título oficial de enfermera en España, constituyó un hito en la regulación estatal del cuidado femenino[1]. Por primera vez se establecía un programa formativo específico, con contenidos definidos y una titulación reconocida para mujeres religiosas o laicas interesadas en ejercer como enfermeras (Dominguez Isabel et al., 2015). La historiografía ha subrayado, sin embargo, el carácter ambivalente de esta norma: el plan de estudios era breve, la dependencia jerárquica respecto al cuerpo médico permanecía intacta y la coexistencia con los practicantes generó tensiones corporativas que se prolongaron durante décadas (Cobos Rincón, 2021).

En la práctica, la creación del título de enfermera no supuso la sustitución inmediata de los modelos previos, sino la introducción de una nueva figura en un campo ya densamente ocupado. Las enfermeras tituladas comenzaron a trabajar en hospitales, dispensarios y servicios de salud pública junto a religiosas y practicantes, en un contexto de negociación constante de funciones, competencias y espacios de autoridad (Gómez-Cantarino et al., 2020). En Aragón, esta situación se reflejó en los hospitales urbanos y en las incipientes estructuras sanitarias provinciales, donde las primeras enfermeras laicas se insertaron en organizaciones fuertemente medicalizadas, con márgenes limitados de autonomía.

---

[1] Ministerio de Instrucción Pública y Bellas Artes. Real Orden de 7 de mayo de 1915 aprobando el programa de los conocimientos que son necesarios para habilitar de enfermeras a las que los soliciten, pertenecientes o no a Comunidades religiosas. Gaceta Madrid. 21 de mayo de 1915; 141:484-486.

1.3. Unificación y tecnificación: el título de Ayudante Técnico Sanitario (1953)

La creación del título de Ayudante Técnico Sanitario (ATS) en 1953 supuso una profunda reorganización del campo auxiliar sanitario español (Decreto de 4 de diciembre de 1953) [2]. La nueva figura unificó en una sola categoría profesional a practicantes, enfermeras y comadronas, bajo una lógica de racionalización y control propia del régimen franquista, que buscaba optimizar los recursos humanos sanitarios y reforzar la subordinación a la autoridad médica (Amezcua y González Iglesias, 2013).

Este proceso tuvo efectos ambivalentes sobre la enfermería. Por un lado, elevó el nivel técnico de la formación, amplió la presencia de estos profesionales en el sistema sanitario y favoreció la expansión de una red de escuelas de ATS por todo el país. Por otro, diluyó temporalmente la identidad específica de la enfermera dentro de una categoría mixta y parcialmente masculinizada, en la que convivían trayectorias históricas diversas (Gómez-Cantarino et al., 2020). En el distrito universitario de Zaragoza, las escuelas ATS —analizadas en detalle por Martínez Santos (2017)— se convirtieron en el eje de la formación de las nuevas cohortes de profesionales, articulando una malla de relaciones entre universidad, hospitales y administración sanitaria.

1.4. De las ATS a la universidad: diplomatura y grado (1977–2003)

La transformación del modelo ATS en Diplomatura Universitaria de Enfermería a partir de 1977 (Real Decreto 2128/1977)[3] supuso la incorporación formal de la enfermería al sistema universitario, en sintonía con los procesos de reforma de la enseñanza superior y con la progresiva homologación europea (Gómez-Cantarino et al., 2020). Este cambio reforzó el carácter científico de la disciplina y abrió nuevos espacios de actuación en la docencia, la gestión y la investigación, contribuyendo a la construcción de una identidad profesional más autónoma y diferenciada.

---

[2] Decreto de 4 de diciembre de 1953 por el que se unifican los títulos de Auxiliares Sanitarios. *Boletín Oficial del Estado*, 363, de 29 de diciembre de 1953. https://www.boe.es/buscar/doc.php?id=BOE-A-1953-16590

[3] Real Decreto 2128/1977, de 23 de julio, sobre integración en la Universidad de las Escuelas de Ayudantes Técnicos Sanitarios como Escuelas Universitarias de Enfermería. *Boletín Oficial del Estado*, 200, de 22 de agosto de 1977, páginas 18716 a 18717. https://www.boe.es/buscar/doc.php?id=BOE-A-1977-20006

La implantación posterior del Grado en Enfermería, en el marco del Espacio Europeo de Educación Superior (Real Decreto 1393/2007)[4], culminó este itinerario, situando la formación enfermera en un plano de equivalencia formal con otras profesiones sanitarias de nivel universitario. En Aragón, la integración de las antiguas escuelas en la universidad y la adaptación a los nuevos planes de estudio consolidaron un modelo formativo que enlaza directamente con las trayectorias analizadas en esta monografía, desde las primeras enfermeras laicas hasta las profesionales graduadas del siglo XXI (Germán Bes, Martínez Santos y Mas Espejo, 2017).

1.5. Aportaciones de la historiografía reciente

En las últimas décadas, la historia de la enfermería se ha consolidado como un campo específico de investigación, incorporando perspectivas de la historia social, la historia de género y la historia de las profesiones (Amezcua y González Iglesias, 2013). Estos enfoques han permitido superar visiones lineales y corporativas de la profesionalización, subrayando el papel de las relaciones de poder, las identidades de género y los contextos políticos en la configuración de la enfermería contemporánea (Bernal Castro, 2022).

Autores como Gómez-Cantarino et al. (2020) han analizado el impacto de la regulación estatal en la construcción de la enfermería como profesión sanitaria, mientras que los trabajos regionales y locales —entre ellos los estudios sobre practicantes y enfermeras en Aragón— han mostrado la heterogeneidad territorial de estos procesos (Blázquez Ornat y Martínez Santos, 2020). En el ámbito de la Cruz Roja y de la Sanidad Militar, las investigaciones recientes sobre las DECRE y sobre las DASM han ampliado el foco hacia modelos de cuidado femenino que desbordan el marco estrictamente civil, poniendo de relieve la importancia del voluntariado, la disciplina castrense y las redes internacionales en la trayectoria del cuidado (Martínez Santos y Germán Bes, 2019; Herrera Justicia, 2024).

1.6. Aragón como laboratorio de profesionalización plural

En este contexto, Aragón se presenta como un laboratorio privilegiado para estudiar la profesionalización del cuidado femenino desde una perspectiva plural. La coexistencia de la enfermería laica —articulada en torno a las escuelas ATS del distrito universitario de Zaragoza—, el voluntariado técnico de las damas de la Cruz Roja y la formación militar de las Damas Auxiliares de Sanidad Militar permite observar cómo distintos

---

[4] Real Decreto 1393/2007, de 29 de octubre, por el que se establece la ordenación de las enseñanzas universitarias oficiales. *Boletín Oficial del Estado*, 260, de 30 de octubre de 2007, páginas 44037 a 44048. https://www.boe.es/buscar/act.php?id=BOE-A-2007-18770

modelos formativos, institucionales e identitarios se entrelazaron en un mismo espacio geográfico y temporal (Martínez Santos, 2017; Herrera Justicia, 2024).

Esta pluralidad cuestiona las narrativas que describen la profesionalización de la enfermería como un proceso único y homogéneo, e invita a considerar la convergencia y fricción de trayectorias diversas: la profesionalización universitaria, el voluntariado humanitario y la asistencia militarizada. La monografía se inscribe en esta línea de trabajo, proponiendo un análisis comparado de estos modelos en Aragón entre 1915 y 2003 y mostrando cómo contribuyeron, de forma diferenciada pero complementaria, a la configuración del cuidado femenino y de la identidad enfermera contemporánea en la región.

En este contexto regional, figuras como el Dr. Franco García Bragado ejemplifican la modernización médica altoaragonesa que sirvió de soporte a la institucionalización del cuidado enfermero. Su testimonio ilustra las tensiones entre medicina académica y prácticas asistenciales locales durante la primera mitad del siglo XX (Alcarazo García, 2017).

La evolución de la enfermería en España no puede comprenderse sin atender al marco normativo que reguló progresivamente las distintas figuras auxiliares sanitarias. Desde la consolidación del practicante en el siglo XIX hasta la plena integración universitaria de la enfermería, la legislación configuró los límites formativos, funcionales y jerárquicos de estas profesiones. La Tabla 1 sintetiza los principales hitos normativos que estructuraron este proceso.

__Tabla 1__. Principales hitos legislativos en la profesionalización del cuidado en España

Año	**Norma/disposición**	**Contenido principal**	**Impacto en la enfermería**
1857	Ley Moyano	Ordenación general del sistema educativo	Marco inicial para titulaciones sanitarias auxiliares
1888	Reglamento de practicantes	Regulación oficial del practicante	Consolidación de un cuerpo auxiliar masculinizado
1915	Real Orden de 7 de mayo	Creación del título de enfermera	Primer reconocimiento oficial del cuidado femenino
1924	Reglamento de Damas Enfermeras de la Cruz Roja	Organización y formación del voluntariado sanitario	Institucionalización del cuidado voluntario femenino
1941	Orden de 31 de julio	Creación del Cuerpo de Damas Auxiliares de Sanidad Militar	Formalización del modelo militarizado femenino
1953	Decreto de Ayudantes Técnicos Sanitarios (ATS)	Unificación de practicantes, matronas y enfermeras	Racionalización y tecnificación del campo auxiliar
1977	Integración en la universidad (Diplomado Universitario en Enfermería-DUE)	Incorporación de la enfermería a estudios superiores	Inicio de la autonomía académica y científica
1986	Ley General de Sanidad	Reforma del Sistema Sanitario	Expansión del rol de la enfermera en salud pública
2003	Ley de Ordenación de las Profesiones Sanitarias (LOPS)	Regulación moderna de las profesiones sanitarias	Reconocimiento pleno como profesión sanitaria

Fuente: *Elaboración propia a partir de la normativa estatal y estudios historiográficos sobre la regulación de la enfermería en España.*

La monografía analiza estos modelos en Aragón (1915-2003), preparando el terreno para estudiar la Cruz Roja en el Capítulo 2

Capítulo 2.
La Cruz Roja y la institucionalización del voluntariado enfermero

La Cruz Roja Española constituyó, desde finales del siglo XIX y especialmente durante el primer tercio del siglo XX, un espacio intermedio entre la beneficencia tradicional y la profesionalización sanitaria femenina. En este contexto, el voluntariado enfermero se configuró como una forma de cuidado reglado, donde convergían valores humanitarios, disciplina organizativa y formación técnica. Este modelo híbrido, no solo respondió a necesidades asistenciales en contextos de guerra y emergencia, sino que permitió a numerosas mujeres acceder a prácticas asistenciales sistematizadas sin necesidad de una titulación oficial, contribuyendo de manera decisiva a la construcción social de la enfermería moderna en España (Mas Espejo, Siles González y Pulido Mendoza, 2015; Pego-Pérez et al., 2024).

2.1. Orígenes del movimiento internacional de la Cruz Roja

El movimiento internacional de la Cruz Roja se originó en 1863, impulsado por Henri Dunant tras la batalla de Solferino (1859), donde la ausencia de asistencia organizada a los heridos evidenció la necesidad de crear cuerpos de socorro neutrales. La Primera Convención de Ginebra (1864) estableció los principios de humanidad, neutralidad e imparcialidad, sentando las bases del humanitarismo contemporáneo (Pego-Pérez et al., 2024).

Desde sus inicios, el movimiento incorporó la participación femenina como elemento clave en la asistencia sanitaria, especialmente en contextos de guerra. Las primeras experiencias de formación de voluntarias en Europa y Estados Unidos articularon un modelo de cuidado que combinaba prácticas de caridad, disciplina de tipo militar y conocimientos técnicos básicos. Este enfoque contribuyó a redefinir progresivamente el papel de las mujeres en el ámbito sanitario, facilitando su tránsito desde la beneficencia hacia formas incipientes de profesionalización (Mas Espejo, 2016; Martínez Santos y Germán Bes, 2019).

2.2. Implantación y desarrollo de la Cruz Roja en España

La Cruz Roja Española fue fundada en 1864, consolidándose durante la Restauración como una institución clave en la asistencia sanitaria en situaciones de emergencia. Bajo el patrocinio de la monarquía, desarrolló actividades en desastres naturales, epidemias y conflictos armados, promoviendo la formación en primeros auxilios y socorros (Espejo et al., 2017).

Un punto de inflexión lo constituyó el Desastre de Annual (1921), que evidenció la necesidad de contar con personal femenino organizado y formado para la atención sanitaria en contextos bélicos. La movilización de las Damas Enfermeras en este episodio puso de manifiesto tanto su capacidad asistencial como la urgencia de institucionalizar su formación (Espejo et al., 2017).

Durante la dictadura de Primo de Rivera y la Segunda República, la Cruz Roja amplió su red formativa mediante la creación de escuelas de Damas Enfermeras en diversas ciudades. Sin embargo, fue la Guerra Civil (1936–1939) el momento de máxima expansión y consolidación del modelo. En este periodo, las damas enfermeras participaron activamente en hospitales de sangre, trenes hospital y dispositivos de evacuación, desempeñando funciones asistenciales complejas en condiciones de extrema precariedad (Martínez Antón, 2016).

La formación se sistematizó en programas estructurados que combinaban enseñanza teórica y práctica clínica, adaptándose a las exigencias del conflicto. Según Hernández Conesa y Segura López (2013), estos programas incluían no solo contenidos técnicos, sino también preparación para la gestión de situaciones de urgencia, organización hospitalaria y trabajo en contextos de alta presión asistencial.

Durante el franquismo, la Cruz Roja mantuvo su actividad, aunque bajo un mayor control institucional, orientándose hacia campañas de salud pública, vacunación y asistencia social. Este periodo consolidó su papel como agente intermedio entre el voluntariado y la profesionalización sanitaria (Pego-Pérez et al., 2024).

2.3. La creación de las Damas Enfermeras de la Cruz Roja

El cuerpo de Damas Enfermeras de la Cruz Roja Española (DECRE) se formalizó en las primeras décadas del siglo XX en un proceso de institucionalización progresiva que culminó con la regulación de su organización, formación y funciones mediante normativa específica de la propia institución. Este modelo contribuyó a la profesionalización del voluntariado femenino a través de requisitos de acceso que incluían edad mínima, acreditación de conducta moral y la superación de un periodo formativo estructurado (Mas Espejo, Siles González y Pulido Mendoza, 2015; Pego-Pérez et al., 2024).

La formación contemplaba contenidos como primeros auxilios, higiene hospitalaria, cuidados básicos y evacuación de heridos, configurando un perfil asistencial técnicamente capacitado, aunque carente de reconocimiento académico oficial. Este carácter intermedio situó a las DECRE en una posición singular dentro del campo sanitario, como agentes de transición entre la caridad organizada y la enfermería profesional (Germán Bes y Martínez Santos, 2019; Hernández Conesa y Segura López, 2013).

La organización interna respondía a una estructura jerárquica —Damas de Primera, Segunda y Tercera Clase— regulada en los reglamentos institucionales de la Cruz Roja, que definían funciones, responsabilidades y sistemas de promoción interna. Esta jerarquización no solo articulaba la división del trabajo asistencial, sino que reflejaba también la estratificación social del voluntariado femenino, evidenciando la intersección entre género, clase social y acceso a posiciones de responsabilidad (Mas Espejo, 2016; Pego-Pérez et al., 2024).

En este proceso, determinadas trayectorias individuales permiten ilustrar la consolidación del modelo. Figuras como Aurora Mas Gaminde, considerada una de las primeras damas enfermeras con proyección profesional, evidencian la progresiva especialización del cuerpo y su papel en la difusión de prácticas asistenciales modernas dentro y fuera del ámbito estrictamente voluntario (Germán Bes y Martínez Santos, 2019). Estas experiencias individuales, lejos de ser anecdóticas, permiten comprender cómo la institucionalización del voluntariado sanitario femenino se apoyó tanto en marcos normativos como en trayectorias personales que contribuyeron a redefinir el lugar de las mujeres en el campo sanitario.

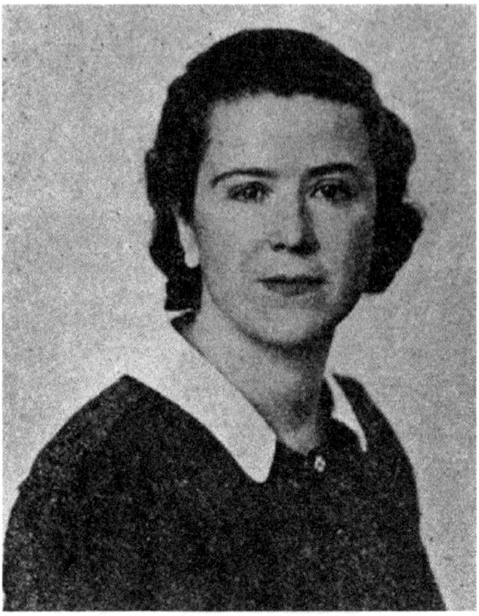

Aurora Mas.

Fuente: F-AMAS-Codem.

2.4. Formación, disciplina y funciones asistenciales

La formación de las DECRE combinaba teoría y práctica en un modelo pedagógico orientado a la acción. Los programas incluían anatomía básica, farmacología elemental, técnicas de vendaje, asepsia y organización de servicios sanitarios. La enseñanza era impartida por médicos y personal cualificado, y se complementaba con prácticas en hospitales y simulacros de emergencia (Mas Espejo, 2016).

Durante la Guerra Civil, esta formación adquirió un carácter intensivo y adaptativo. Hernández Conesa y Segura López (2013) destacan que las damas enfermeras desarrollaron competencias en gestión de urgencias, cuidados en situaciones de guerra y organización de dispositivos asistenciales complejos, lo que evidencia un nivel de capacitación superior al tradicionalmente atribuido al voluntariado.

Las funciones desempeñadas fueron amplias: atención en emergencias, asistencia hospitalaria, campañas de vacunación, educación sanitaria y apoyo logístico en dispositivos de socorro. En contextos bélicos, asumieron responsabilidades cercanas a la enfermería profesional, mientras que en tiempos de paz contribuyeron a la difusión de prácticas higiénico-sanitarias en la población (Martínez Santos y Germán Bes, 2019; Pego-Pérez et al., 2024).

Este conjunto de funciones consolidó a las DECRE como un elemento clave en la transición hacia modelos más profesionalizados de cuidado, manteniendo al mismo tiempo una identidad vinculada al voluntariado y al humanitarismo.

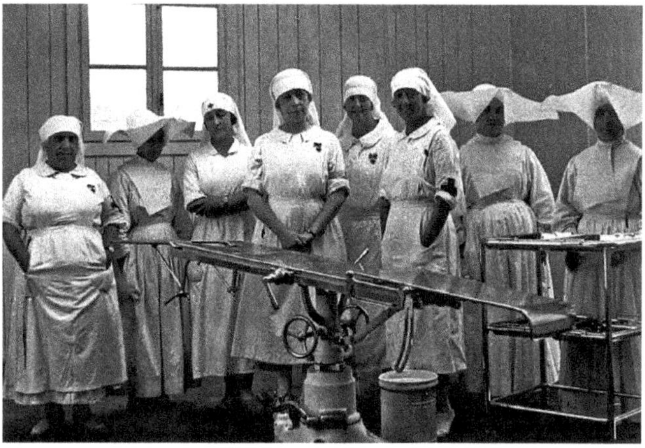

Hijas de la Caridad, con uniforme religioso y las damas enfermeras, que portan la medalla distintiva del cuerpo. Las enfermeras profesionales, que tenían el mismo uniforme de las damas, pero con una Cruz Roja en la toca.

Fuente: Memoria del Hospital de la Cruz Roja en Cala-Bonita, 1926-1929.

2.5. Las Damas Enfermeras de la Cruz Roja en Aragón

En Aragón, la implantación de la Cruz Roja se remonta a finales del siglo XIX, con la creación de la asamblea provincial de Zaragoza en 1871. Desde principios del siglo XX, la institución desarrolló una intensa actividad formativa, organizando cursos de Damas Enfermeras que integraban mujeres de distintos estratos sociales (Mas Espejo, 2016; Germán Bes y Martínez Santos, 2019).

Durante la Guerra Civil, las damas aragonesas participaron activamente en hospitales de retaguardia y en la organización de evacuaciones sanitarias. Su labor se inscribió en el marco general de movilización del voluntariado femenino, pero con particularidades derivadas del contexto regional, como la proximidad al frente y la necesidad de atender poblaciones desplazadas (Martínez Antón, 2016).

En la posguerra, su actividad se orientó hacia campañas de salud pública, asistencia maternal-infantil y control de enfermedades infecciosas, especialmente en entornos rurales. Asimismo, se establecieron vínculos con las escuelas de Ayudantes Técnicos Sanitarios, favoreciendo la transferencia de conocimientos entre el ámbito voluntario y el profesional (Martínez Santos, 2017).

En conjunto, las trayectorias de las Damas Enfermeras en Aragón reflejan los procesos más amplios de transformación del cuidado femenino en España, donde el voluntariado organizado desempeñó un papel fundamental en la difusión de prácticas enfermeras modernas y en la progresiva profesionalización del sector (Pego-Pérez et al., 2024).

En síntesis, el modelo de las Damas Enfermeras de la Cruz Roja evidencia un estadio intermedio en la evolución del cuidado femenino: un espacio donde el voluntariado adquiere progresivamente rasgos de profesionalización sin llegar a institucionalizarse plenamente como profesión sanitaria. Esta ambivalencia —entre vocación, disciplina y técnica— constituye un elemento clave para comprender la posterior integración del cuidado femenino en estructuras más formalizadas.

En este sentido, la sanidad militar representa un paso adicional en este proceso, al incorporar el cuidado dentro de un marco institucional rígido, jerárquico y plenamente integrado en el aparato del Estado. El análisis de las Damas Auxiliares de Sanidad Militar permitirá profundizar en esta evolución, evidenciando nuevas formas de regulación, formación y reconocimiento del trabajo enfermero femenino.

Capítulo 3.
La enfermería laica en Aragón

La consolidación de la enfermería laica en España fue un proceso gradual, ligado a la transformación de las estructuras sanitarias entre finales del siglo XIX y la segunda mitad del XX. Supuso el paso de modelos basados en la beneficencia y la religiosidad hacia formas cada vez más profesionalizadas, centradas en la formación reglada, la especialización funcional y la inserción en instituciones sanitarias modernas (Sánchez García, Mazarrasa Alvear y Merelles Tormo, 2003; Gómez-Cantarino et al., 2020; Amezcua y González Iglesias, 2015).

En Aragón, y particularmente en Zaragoza, este proceso adquirió características específicas debido a la coexistencia de instituciones hospitalarias tradicionales, estructuras emergentes de asistencia pública y espacios de formación sanitaria. En este contexto, figuras como los practicantes, las primeras enfermeras laicas y, posteriormente, los Ayudantes Técnicos Sanitarios (ATS) desempeñaron un papel fundamental en la configuración de un modelo de cuidado progresivamente profesionalizado (Blázquez Ornat, 2017; Germán Bes et al., 2020).

3.1. Del modelo asistencial tradicional a la enfermería laica

Durante gran parte del siglo XIX, la atención sanitaria en España combinó la acción de médicos y practicantes regulados con una fuerte presencia de instituciones religiosas, donde el cuidado se concebía fundamentalmente como una práctica moral, vocacional y asistencial. En Zaragoza, hospitales como el de Nuestra Señora de Gracia reflejan este modelo, en el que las órdenes religiosas desempeñaban un papel central en la organización cotidiana de los cuidados y en la atención a los enfermos (Tellechea Idígoras, 1968).

Este sistema se articulaba, además, en torno a un marco normativo que regulaba fundamentalmente las figuras masculinas del campo sanitario, como los practicantes, dejando en un segundo plano la actividad femenina, vinculada mayoritariamente a la beneficencia y a instituciones religiosas. Disposiciones como los reglamentos de practicantes de finales del siglo XIX contribuyeron a consolidar esta división funcional y de género dentro del sistema asistencial (Blázquez Ornat, 2017; Becerril Ramírez, 2012).

La progresiva secularización del sistema sanitario, junto con el desarrollo de nuevas estructuras asistenciales y educativas, favoreció la aparición de figuras laicas vinculadas al cuidado. La creación del título oficial de enfermera en 1915 supuso un punto de inflexión en este proceso, al reconocer por primera vez una formación específica para mujeres en el ámbito sanitario, aunque en condiciones de clara subordinación al cuerpo médico (Amezcua y González Iglesias, 2015).

Este cambio no implicó una ruptura inmediata, sino una transformación gradual en la que coexistieron modelos tradicionales y emergentes. En el contexto aragonés, esta convivencia se manifestó en la continuidad de prácticas asistenciales religiosas junto a la incorporación progresiva de enfermeras laicas formadas, especialmente en entornos hospitalarios urbanos (Germán Bes, Martínez Santos y Mas Espejo, 2020).

Desde una perspectiva teórica, este proceso puede interpretarse como una transición desde formas de cuidado basadas en la caridad hacia modelos progresivamente profesionalizados, en los que el conocimiento técnico, la formación reglada y la organización institucional adquirieron un papel central en la definición del cuidado (Vega Solís, 2009).

3.2. Los practicantes en Aragón: origen de una profesión sanitaria

La figura del practicante constituye uno de los pilares en la construcción del campo sanitario moderno en España. Su consolidación como profesión se produjo a finales del siglo XIX, en un contexto de creciente demanda de personal sanitario capacitado para desarrollar funciones técnicas en ámbitos tanto urbanos como rurales. Este proceso estuvo estrechamente vinculado a la regulación estatal de las profesiones auxiliares y a la institucionalización de su formación (Blázquez Ornat, 2017).

En Aragón, los estudios sobre practicantes titulados en la Universidad de Zaragoza entre 1880 y 1894 evidencian la existencia de un colectivo con formación reglada, encargado de tareas como curas, sangrías, vacunaciones y asistencia básica. Estos profesionales desempeñaron un papel fundamental en la extensión de la atención sanitaria, especialmente en zonas rurales o de difícil acceso, donde la presencia médica era limitada o intermitente (Becerril Ramírez, 2012).

Desde una perspectiva socioprofesional, el practicante se configuró como un agente sanitario intermedio, con competencias técnicas definidas pero subordinado jerárquicamente al médico. Esta posición se consolidó tanto a través de la normativa como de los discursos corporativos, que delimitaron sus funciones y reforzaron su papel auxiliar dentro del sistema sanitario (Blázquez Ornat, 2016).

Los trabajos de Blázquez Ornat han puesto de relieve, además, el papel de la prensa profesional en la construcción de la identidad del practicante en Aragón entre finales del siglo XIX y el primer tercio del siglo XX. A través de estos discursos se promovió una imagen de profesional técnico, disciplinado y necesario para el funcionamiento del sistema sanitario, al tiempo que se reivindicaban mejoras en su reconocimiento social y condiciones laborales (Blázquez Ornat, 2016).

En este contexto, la incorporación de las mujeres a la formación de practicantes, aunque minoritaria, resulta especialmente significativa. Investigaciones recientes han documentado la presencia de mujeres tituladas en la Universidad de Zaragoza desde finales del siglo XIX, lo que evidencia que la profesión no fue exclusivamente masculina en sus orígenes. En concreto, figuran entre las primeras practicantes tituladas Francisca Arbiol Borraz (1878), Filomena Pérez Urtasum (1878), María Herrero Medina (1879) y Luisa Serrano Navarrete (1879), cuyos expedientes académicos constatan la temprana presencia femenina en este ámbito formativo (Blázquez Ornat y Martínez Santos, 2020).

Estas trayectorias, aún excepcionales en su contexto, cuestionan la imagen de una división estrictamente sexual del trabajo sanitario y ponen de relieve la existencia de espacios de participación femenina en profesiones técnicas desde etapas tempranas. Su presencia anticipa procesos posteriores de feminización de la enfermería y permite reinterpretar la profesionalización sanitaria como un fenómeno más complejo, en el que género, formación y acceso institucional se entrelazan de manera dinámica.

La identificación y análisis de estas primeras practicantes permite complejizar la interpretación del proceso de profesionalización, mostrando que la construcción del campo sanitario no fue lineal ni homogénea, sino resultado de tensiones entre género, formación y acceso institucional. En este sentido, el caso aragonés ofrece un ejemplo particularmente relevante de cómo las trayectorias individuales contribuyeron a redefinir los límites de la práctica sanitaria femenina.

En conjunto, la evolución del practicante en Aragón refleja un proceso de profesionalización temprana basado en la formación reglada, la delimitación funcional y la construcción de una identidad corporativa propia. Este modelo sentó las bases para desarrollos posteriores en el ámbito de la enfermería, tanto en su vertiente laica como en su articulación institucional durante el siglo XX (Blázquez Ornat, 2017; Becerril Ramírez, 2012).

3.3. Las primeras enfermeras laicas y la construcción del cuidado profesional

El desarrollo de la enfermería laica en España se vincula a la aparición de mujeres formadas en cuidados fuera del ámbito estrictamente religioso. Estudios como el de Germán Bes, Martínez Santos y Mas Espejo (2020) sitúan en el primer tercio del siglo XX los orígenes de esta transformación, destacando figuras pioneras que contribuyeron a redefinir el cuidado como una actividad progresivamente técnica y no exclusivamente vocacional.

Un elemento decisivo en este proceso fue la creación del título oficial de enfermera mediante la Real Orden de 7 de mayo de 1915, que supuso el primer reconocimiento institucional de una formación específica para mujeres en el ámbito sanitario. Aunque este reconocimiento se produjo en un marco de subordinación al cuerpo médico, introdujo un modelo formativo reglado que favoreció la consolidación de la enfermería como práctica diferenciada dentro del sistema sanitario (Amezcua y González Iglesias, 2015).

Este proceso estuvo influido, además, por corrientes internacionales de modernización sanitaria y por iniciativas orientadas a la mejora de la formación y la organización del cuidado. La incorporación de contenidos científicos y la progresiva sistematización de la enseñanza contribuyeron a configurar la enfermería como un campo en construcción, condicionado todavía por limitaciones estructurales, especialmente en términos de reconocimiento profesional y autonomía (Gómez-Cantarino et al., 2018).

La coexistencia de modelos —religioso, voluntario y laico— generó un espacio híbrido en el que las prácticas de cuidado evolucionaron de forma desigual, pero progresiva hacia su profesionalización. En este contexto, las enfermeras laicas comenzaron a ocupar un lugar intermedio entre la tradición asistencial religiosa y las nuevas formas de cuidado técnico, contribuyendo a redefinir los límites de la práctica enfermera.

En Aragón, estas transformaciones se materializaron en la aparición de enfermeras laicas vinculadas a los principales hospitales de Zaragoza y a las primeras estructuras formativas del distrito universitario. Estas experiencias locales, en diálogo con los procesos observados a nivel nacional, evidencian la consolidación progresiva de un modelo de cuidado profesional basado en la formación, la práctica clínica y la integración en instituciones sanitarias modernas (Martínez Santos, 2018; Germán Bes, Martínez Santos y Mas Espejo, 2020).

3.4. La institucionalización formativa: de la enfermería a los ATS

Un momento clave en la consolidación de la enfermería como profesión en España fue la creación del título de Ayudante Técnico Sanitario (ATS) mediante el Decreto de 4 de diciembre de 1953, que supuso la unificación de distintas figuras sanitarias —practicantes, enfermeras y matronas— y la regulación formal de su formación. Esta reforma respondió a una lógica de racionalización del sistema sanitario, reforzando la homogeneización de competencias y la subordinación al cuerpo médico (Amezcua y González Iglesias, 2015; Martínez Santos, 2017).

Las escuelas de ATS desempeñaron un papel fundamental en este proceso, al establecer programas formativos estructurados, homogéneos y progresivamente tecnificados. En el caso del distrito universitario de Zaragoza[5], la red formativa alcanzó una notable extensión, con un total de once escuelas activas en las que se formaron 5.607 alumnos, de los cuales 5.079 fueron mujeres y 528 hombres (Martínez Santos, 2017).

El análisis de estos datos permite identificar dos elementos relevantes. En primer lugar, la clara feminización del colectivo, que consolida una tendencia iniciada en etapas anteriores pero que alcanza aquí una dimensión cuantitativa significativa. En segundo lugar, la centralidad de determinadas instituciones en la formación, especialmente la Escuela de ATS de la Facultad de Medicina de Zaragoza, donde se formó la mayor parte del alumnado (2.473 mujeres y 492 hombres), configurándose como núcleo principal del modelo formativo en la región.

Junto a esta institución, otras escuelas desempeñaron un papel complementario en la articulación territorial del sistema formativo: la escuela femenina de la Residencia Sanitaria "José Antonio Primo de Rivera" (267 alumnas), la escuela de ATSF "Agustina Simón" (15 alumnas) y la del Colegio Provincial de ATS de Zaragoza (219 alumnos).

[5] El distrito universitario de Zaragoza estuvo compuesto por las escuelas de ATS de las provincias de Zaragoza, Huesca y Teruel- Aragon-, Soria, Navarra y Logroño (hoy La Rioja). Zaragoza tuvo cuatro escuelas: la escuela de ATS de la Facultad de Medicina, con dos ramas (femenina y masculina) que funcionaban de forma independiente (1953-1977); la escuela de ATS Femenina de la Residencia Sanitaria "José Antonio Primo de Rivera"- hoy Hospital Universitario Miguel Servet- (1972-1977); la escuela de ATS Femenina del Ministerio de Defensa, del Hospital Militar de Zaragoza (Promoción de 1977) y la escuela de ATS mixta del Colegio de ATS de Zaragoza (Promoción de 1977). En Huesca, hubo una escuela de ATS Femenina en la Residencia Sanitaria "San Jorge" (1969-1977). En Teruel la Residencia Sanitaria "Obispo Polanco", albergó la escuela de ATS Femenina de 1970 a 1977. En Soria la escuela Femenina de ATS (1964-1977) estuvo ubicada en el hospital provincial "Virgen dl Mirón". Logroño tuvo su escuela de ATS Femenina en la Residencia Sanitaria "Antonio Coello Cuadrado" (1971-1977). Por último, en Navarra estuvieron adscritas a la Facultad de Medicina de Zaragoza, primero la escuela de ATS Femenina del Opus Dei (1953-1964) y desde 1965 a 1977, la escuela de ATS de la Diputación Foral de Navarra.

En el ámbito provincial, destacan la escuela de ATS "San Jorge" de Huesca, con 215 alumnos — entre los cuales solo dos varones en la última promoción—, y la escuela de ATS femenina de la Residencia Sanitaria "Obispo Polanco" de Teruel, con 184 alumnas (Martínez Santos, 2017).

Este despliegue institucional no solo amplió el acceso a la formación sanitaria, sino que contribuyó a consolidar un modelo de cuidado basado en conocimientos técnicos, competencias específicas y acreditación oficial. En este sentido, la etapa ATS representa una transición decisiva desde modelos formativos heterogéneos hacia una estructura más estandarizada e integrada en el sistema sanitario.

Asimismo, este proceso implicó una transformación en la identidad profesional, pasando de modelos basados en la experiencia y la vocación a otros sustentados en la formación académica, la disciplina institucional y la legitimación técnica. Sin embargo, esta profesionalización se desarrolló dentro de un marco jerárquico que mantuvo la dependencia respecto a la autoridad médica, configurando un modelo ambivalente entre autonomía técnica y subordinación estructural (Gómez-Cantarino et al., 2020).

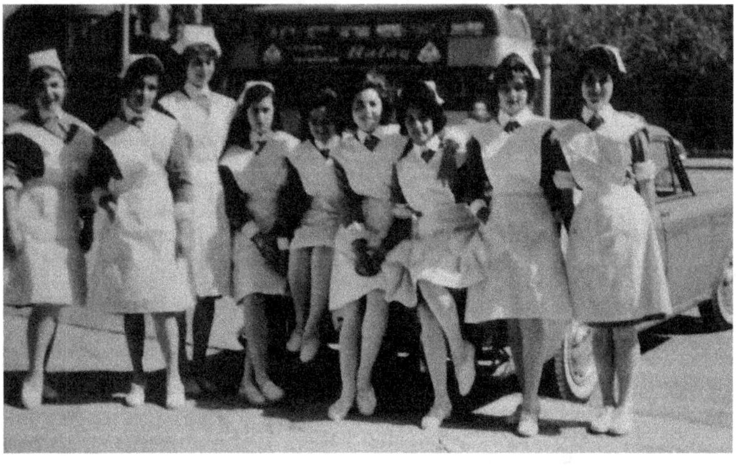

Alumnas de la escuela de ATS femenina de la Facultad de Medicina de Zaragoza (21/04/1963)
Fuente: Archivo de la Facultad de Ciencias de la Salud de Zaragoza

3.5. Prácticas asistenciales en hospitales de Aragón

Los hospitales aragoneses constituyeron espacios fundamentales en la consolidación de la enfermería laica y en la formación práctica de los profesionales sanitarios a lo largo del siglo XX. En estos centros, las enfermeras y posteriormente los Ayudantes Técnicos Sanitarios (ATS) desarrollaron funciones asistenciales complejas que trascendían la mera ejecución de órdenes médicas, incorporando progresivamente competencias propias en la organización y planificación de los cuidados (Martínez Santos, 2017; Martínez Santos, 2018).

En el contexto del desarrollo del sistema sanitario español, especialmente tras la implantación del Seguro Obligatorio de Enfermedad y la expansión hospitalaria del Instituto Nacional de Previsión, los hospitales se configuraron como espacios de aprendizaje clínico estructurado. En ellos, el alumnado de ATS realizaba prácticas regladas bajo supervisión, integrando conocimientos teóricos con habilidades técnicas en áreas como cuidados médico-quirúrgicos, higiene hospitalaria, administración de tratamientos y atención continuada al paciente (Martínez Santos, 2017).

Un elemento central en la configuración de las prácticas asistenciales fue la homogeneización de la formación a través de manuales docentes oficiales. En el distrito universitario de Zaragoza, la enseñanza de los Ayudantes Técnicos Sanitarios se estructuró en torno al *Manual de Ayudantes Técnicos Sanitarios. Unificación de las carreras de Practicante, Matrona y Enfermera*, obra dividida en tres volúmenes —uno por curso— y publicada en cinco ediciones entre 1962 y 1975. Las primeras ediciones fueron editadas por la Facultad de Medicina de la Universidad Complutense de Madrid, mientras que las últimas lo fueron por Ediciones Oteo, evidenciando la consolidación y difusión nacional de este modelo formativo (Martínez Santos y Germán Bes, 2017).

Este manual respondía a un único plan de estudios que permaneció invariable durante toda la vigencia de la titulación de ATS, lo que refleja una notable estabilidad curricular, aunque también una limitada capacidad de actualización frente a los cambios científicos y técnicos del periodo. La formación combinaba contenidos teóricos con una intensa práctica clínica, favorecida por el régimen de internado obligatorio en el caso de las alumnas, lo que implicaba una inmersión continua en el entorno hospitalario. Esta condición no se aplicaba a los alumnos varones, introduciendo una diferenciación significativa en la experiencia formativa en función del género.

Asimismo, el uso obligatorio de uniforme en las alumnas reforzaba los elementos disciplinarios, simbólicos y de control institucional sobre el cuerpo femenino en formación, alineándose con modelos de organización que combinaban profesionalización técnica y normativización de comportamientos. Estas condiciones contribuyeron a configurar un modelo de aprendizaje basado en la práctica constante, la supervisión jerárquica y la interiorización de valores profesionales asociados al orden, la obediencia y la responsabilidad asistencial (Orden de 4 de junio de 1955; Martínez Santos, 2017; Martínez Santos y Germán Bes, 2017).

Los datos procedentes del distrito universitario de Zaragoza evidencian que estas prácticas no solo tenían una función formativa, sino también asistencial, dado que el alumnado contribuía activamente al funcionamiento cotidiano de los servicios hospitalarios. Este modelo formativo-asistencial reforzaba la adquisición de competencias en contextos reales, al tiempo que consolidaba una cultura profesional basada en la disciplina, la responsabilidad y la jerarquía clínica (Martínez Santos, 2017).

Asimismo, durante la década de 1970, los hospitales vinculados al Instituto Nacional de Previsión en Aragón reflejan una progresiva especialización del trabajo enfermero. La organización de los cuidados comenzó a estructurarse en torno a unidades asistenciales diferenciadas, lo que implicó una mayor complejidad en la práctica profesional y una creciente autonomía técnica dentro de los límites establecidos por la autoridad médica (Martínez Santos, 2018).

Un elemento particularmente relevante en el contexto aragonés fue la interacción entre hospitales civiles y militares, especialmente en Zaragoza, donde la proximidad institucional favoreció la circulación de saberes, prácticas y modelos organizativos. Esta relación contribuyó a la homogeneización de procedimientos técnicos, así como a la incorporación de elementos disciplinarios propios del ámbito militar en la práctica hospitalaria civil (Martínez Santos y Germán Bes, 2014).

En conjunto, las prácticas asistenciales desarrolladas en los hospitales aragoneses evidencian un proceso de profesionalización progresiva, en el que la enfermería laica se consolidó como un pilar esencial del sistema sanitario. Este proceso no fue lineal, sino resultado de la interacción entre formación académica, experiencia asistencial y marcos institucionales diversos, configurando un modelo de cuidado cada vez más especializado, organizado y socialmente reconocido.

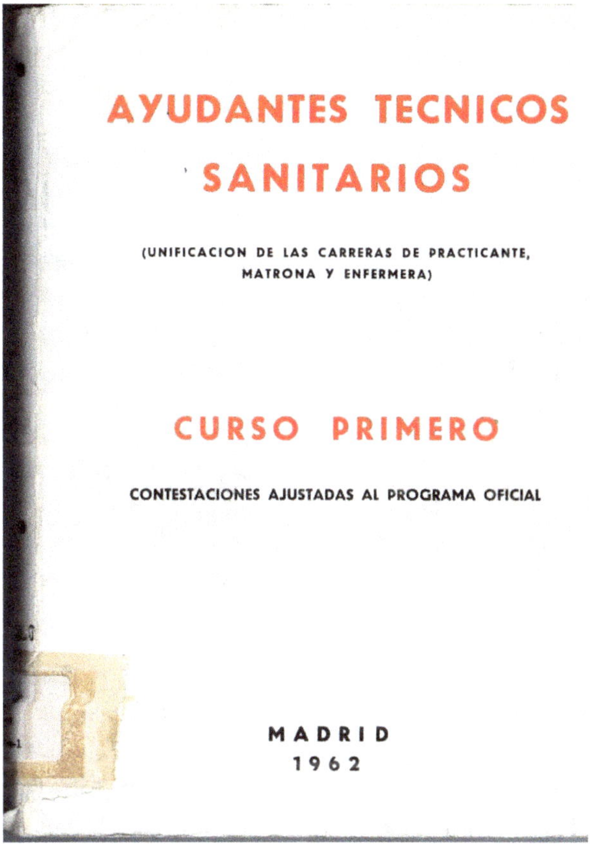

Portada del Manual de Ayudantes Técnicos Sanitarios (edición de 1962).
Fuente: Universidad de Zaragoza

3.6. La enfermería laica en la genealogía del cuidado

La enfermería laica representa una fase intermedia en la evolución histórica del cuidado en España, situada entre los modelos tradicionales de beneficencia y las formas plenamente profesionalizadas de la enfermería contemporánea. Este proceso no debe entenderse como una transición lineal, sino como una reconfiguración progresiva en la que coexistieron prácticas, saberes y marcos institucionales diversos.

Desde una perspectiva analítica, la consolidación de la enfermería laica se articuló en torno a tres ejes fundamentales: la institucionalización formativa, la normalización de las prácticas asistenciales y la construcción de una identidad profesional diferenciada. La implantación del título de Ayudante Técnico Sanitario y la utilización de manuales unificados de enseñanza —como los editados entre 1962 y 1975— evidencian la voluntad de homogeneizar los contenidos formativos y dotar de coherencia técnica al ejercicio del cuidado (Martínez Santos y Germán Bes, 2017; Gómez-Cantarino et al., 2020).

Sin embargo, este proceso de profesionalización estuvo condicionado por estructuras sociales y de género que limitaron su desarrollo autónomo. El régimen de internado obligatorio para las alumnas, la regulación de su conducta y la imposición de normas simbólicas como el uso del uniforme reflejan la persistencia de modelos disciplinarios que combinaban formación técnica y control institucional del cuerpo femenino. Estas dinámicas sitúan a la enfermería laica en un espacio intermedio entre la profesionalización y la subordinación, tanto en relación con la autoridad médica como con los marcos sociales de género (Germán Bes et al., 2020).

En el caso aragonés, la interacción entre practicantes, enfermeras laicas y ATS configuró un modelo específico de desarrollo profesional, caracterizado por la convergencia entre tradición asistencial, innovación formativa y adaptación institucional. La articulación entre formación teórica, práctica hospitalaria intensiva y estructuras organizativas complejas contribuyó a la consolidación de un campo profesional propio, aunque todavía en proceso de reconocimiento pleno.

En este sentido, la enfermería laica no solo debe interpretarse como una etapa de transición, sino como un elemento constitutivo esencial en la genealogía del cuidado, en tanto que permitió la integración de saberes técnicos, experiencia asistencial y marcos normativos que sentaron las bases de la enfermería contemporánea.

Capítulo. 4.
Las Damas Auxiliares de Sanidad Militar: cuidado femenino en el ámbito castrense

La incorporación del cuidado enfermero femenino al ámbito militar en España debe entenderse dentro de un proceso más amplio de construcción y regulación de las profesiones sanitarias entre finales del siglo XIX y el siglo XX. Este proceso implicó la progresiva definición de competencias, espacios de actuación y modelos formativos diferenciados, en los que las mujeres se incorporaron de forma gradual y condicionada por estructuras de género (Gómez-Cantarino et al., 2020; Germán Bes et al., 2020).

En este contexto, las DASM representaron una forma específica de institucionalización del cuidado, caracterizada por su inserción en estructuras estatales jerárquicas y por la subordinación funcional al ámbito médico-militar (Saumell Bonet, 2019). Su desarrollo no puede analizarse de forma aislada, sino en relación con otras figuras como practicantes, enfermeras laicas y voluntariado organizado, que contribuyeron a la configuración del campo sanitario contemporáneo (Blázquez Ornat, 2017; Becerril Ramírez, 2012).

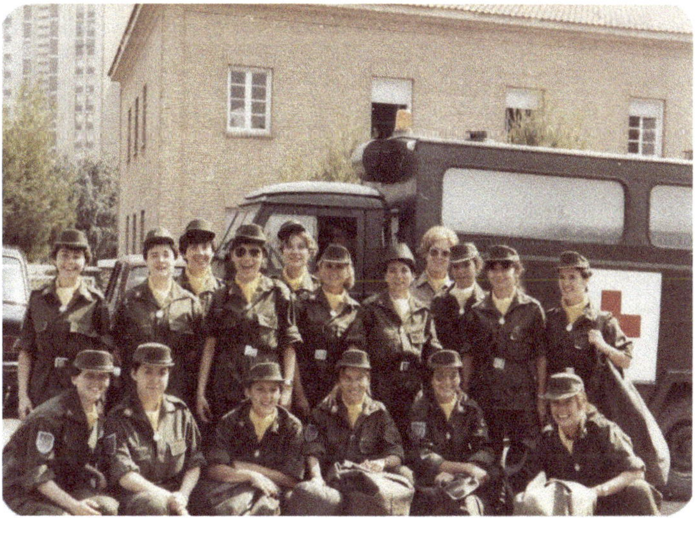

Alumnas en el Hospital Militar de Zaragoza (1980).

Fuente: Archivo de la Escuela DASM

4.1. Orígenes de la sanidad militar y participación femenina

La sanidad militar moderna se consolidó en España a lo largo del siglo XIX como respuesta a las necesidades asistenciales de los ejércitos, desarrollando estructuras organizativas propias y diferenciadas del ámbito civil. Sin embargo, la participación femenina en este sistema fue inicialmente marginal, limitada por modelos culturales que asociaban el cuidado al ámbito doméstico o religioso (Cuadrado Sánchez, 1991).

La Guerra Civil Española (1936-1939) constituyó un punto de inflexión al incrementar de forma sustancial la demanda de personal sanitario. En este contexto, numerosas mujeres se incorporaron a tareas asistenciales en hospitales de campaña, servicios de retaguardia y dispositivos de evacuación. Sin embargo, su participación fue interpretada desde marcos ideológicos que enfatizaban el sacrificio, la religiosidad y el servicio patriótico, especialmente en el bando sublevado (Andina Díaz, 2004).

Tras el conflicto, este contingente femenino fue progresivamente institucionalizado. En 1941, Mercedes Milá Nolla impulsó la formalización del cuerpo de Damas Auxiliares de Sanidad Militar mediante la Orden de 31 de julio (DO 172)[6], consolidando una estructura reglada a partir de las aproximadamente 5.506 mujeres formadas durante la guerra. Este proceso supuso la transición desde un voluntariado de guerra hacia un cuerpo organizado, caracterizado por la ausencia de remuneración fija y la percepción de dietas únicamente en situaciones de movilización (Navarro Carballo, 1987).

---

[6] Orden de 31 de julio de 1941 [Ministerio de Ejército]. Por la que se aprueba el Reglamento del Cuerpo de Damas Auxiliares de Sanidad Militar. 5 de agosto de 1941. *Diario Oficial del Ministerio del Ejército* (Nº 172). https://www.congreso.es/public_oficiales/L12/CONG/BOCG/D/BOCG-12-D-131.PDF

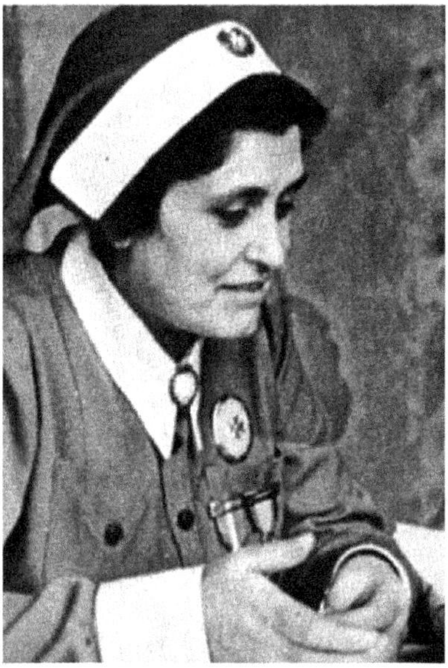

Mercedes Milá Nolla (1892- 1990)

Fuente: Ministerio de Defensa.

Estas construcciones simbólicas se consolidaron durante el franquismo, configurando un modelo de feminidad vinculado a la disciplina y la subordinación. Como ha señalado Guzmán Mora (2019), la representación de la mujer en contextos militares reforzó su papel como cuidadora abnegada, lo que condicionó su institucionalización en estructuras como la sanidad militar.

4.2. Creación y desarrollo de las Damas Auxiliares de Sanidad Militar

La formalización de las DASM se inscribe en el proceso de reorganización del sistema sanitario durante el franquismo, en el que se buscó estructurar de manera más eficiente los recursos humanos disponibles. Este proceso coincidió con la consolidación de modelos formativos reglados en el ámbito sanitario, como las escuelas de Ayudantes Técnicos Sanitarios (ATS), que marcaron un punto de inflexión en la profesionalización (Martínez Santos, 2017).

Las DASM se configuraron como un cuerpo auxiliar femenino integrado en la estructura militar, con funciones específicas y dependencia jerárquica del cuerpo médico. Su creación respondió tanto a necesidades asistenciales como a la voluntad de canalizar la participación femenina dentro de marcos institucionales compatibles con el orden social del régimen (Herrera-Justicia, 2024).

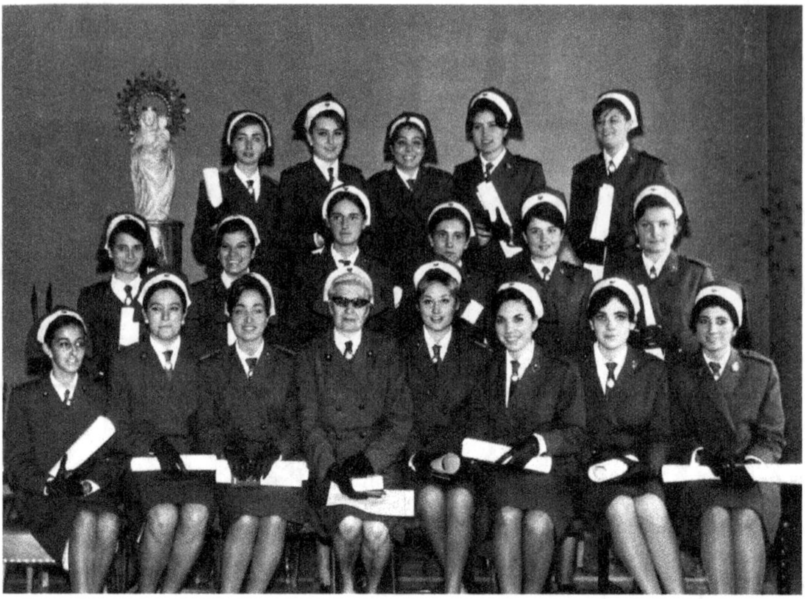

Entrega de Diplomas VIII promoción (1965).

Fuente: Archivo de la Escuela DASM

A diferencia de otros modelos como la Cruz Roja, donde persistía un componente voluntario, las DASM se caracterizaron por una mayor regulación y control institucional, lo que supuso una forma más definida de institucionalización del cuidado, aunque sin alcanzar plena autonomía profesional (Gómez-Cantarino et al., 2018).

La regulación de las DASM se formalizó mediante disposiciones oficiales que establecían requisitos de acceso, funciones y dependencia jerárquica dentro del Cuerpo de Sanidad Militar, consolidando su carácter institucional (BOE, 1977).[7]

4.3. Formación y disciplina en el ámbito militar

La formación de las DASM debe situarse en continuidad con los procesos de desarrollo formativo de la enfermería española en el siglo XX, caracterizados por la progresiva sistematización de contenidos y la creación de estructuras docentes específicas (Gómez-Cantarino et al., 2018; Amezcua y González Iglesias, 2015).

[7] Real Decreto 2808/1977, de 29 de septiembre, por el que se aprueba el Reglamento del Cuerpo Especial de Damas Auxiliares de Sanidad Militar. (1977). *Boletín Oficial del Estado, 272*, de 14 de noviembre de 1977. www.boe.es

En el ámbito militar, esta formación adquirió un carácter marcadamente práctico y orientado a la respuesta inmediata en contextos asistenciales. El Archivo DASM Zaragoza documenta 31 promociones (1958-1992) con programas de 6-12 meses: primeros auxilios, enfermería básica, higiene hospitalaria, evacuación heridos y disciplina militar. La instrucción práctica se realizaba en Hospital General de la Defensa (Martínez Santos, 2025).

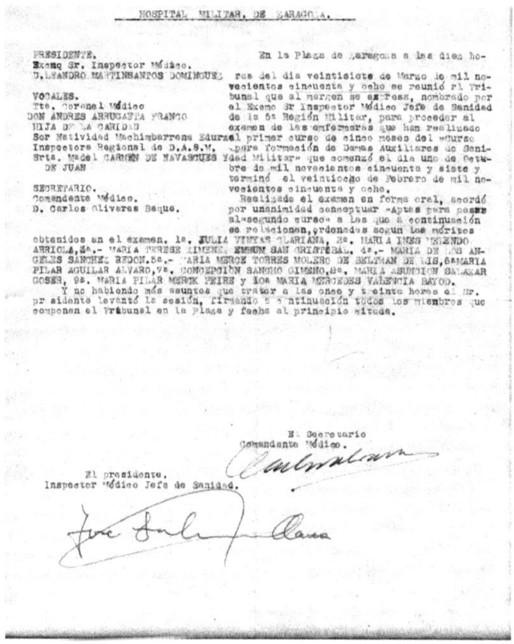

HOSPITAL MILITAR DE ZARAGOZA.

PRESIDENTE.
Excmo Sr. Inspector Médico.
D. LEANDRO MARTINSANTOS DOMINGUEZ

VOCALES.
Tte. Coronel Médico
DON ANDRES ARRUGAETA FRANCO
HIJA DE LA CARIDAD
Sor Natividad Machimbarrena Edurza
Inspectora Regional de D.A.S.M.
Srta. Mª del CARMEN DE NAVASCUES DE JUAN

SECRETARIO.
Comandante Médico.
D. Carlos Oliveras Baque.

En la Plaza de Zaragoza a las diez horas del día veintisiete de Marzo de mil novecientos cincuenta y ocho se reunió el Tribunal que al margen se expresa, nombrado por el Excmo Sr Inspector Médico Jefe de Sanidad de la 5ª Región Militar, para proceder al examen de las enfermeras que han realizado el primer curso de cinco meses del «Curso para formación de Damas Auxiliares de Sanidad Militar» que comenzó el día uno de Octubre de mil novecientos cincuenta y siete y terminó el veintiocho de Febrero de mil novecientos cincuenta y ocho.

Realizado el examen en forma oral, acordó por unanimidad conceptuar «Aptas para pasar al segundo curso» a las que a continuación se relacionan, ordenadas según los méritos obtenidos en el examen. 1ª. JULIA VINYAS CLARIANA, 2ª. MARIA INES [illegible] ARRIOLA, 3ª.- MARIA TERESA XIMENEZ EMBUN SAN CRISTOBAL, 4ª.- MARIA DE LOS ANGELES SANCHEZ REDON. 5ª.- MARIA MERCE TORRES MOLERO DE BELTRAN DE LIS, 6ª MARIA PILAR AGUILAR ALVARO, 7ª. CONCEPCION SANCHO GIMENO, 8ª. MARIA ASUNCION SALAZAR GOSER, 9ª. MARIA PILAR MERIK PEIRE y 10ª MARIA MERCEDES VALENCIA BAYOD.

Y no habiendo más asuntos que tratar a las once y treinta horas el Sr. presidente levantó la sesión, firmando a continuación todos los miembros que componen el Tribunal en la Plaza y fecha al principio citada.

El Secretario
Comandante Médico.

El presidente.
Inspector Médico Jefe de Sanidad.

Acta de examen de 1958.

Fuente: Archivo de la Escuela DASM

Asimismo, la formación se desarrollaba dentro de una estructura jerárquica estricta, en la que la obediencia, la disponibilidad y el cumplimiento normativo eran elementos fundamentales. Este componente disciplinario diferenciaba claramente el modelo militar de otros espacios formativos civiles, reforzando la subordinación funcional de estas mujeres dentro del sistema sanitario (Martínez Santos y Germán Bes, 2014).

Los programas formativos respondían a directrices oficiales que definían contenidos, duración y estructura de la enseñanza sanitaria en el ámbito militar (BOE, 1977; Martínez Santos, 2017).

4.4. Funciones asistenciales y ámbito de actuación

Las DASM desempeñaron funciones asistenciales en hospitales militares, colaborando en la atención a enfermos y heridos, el apoyo a intervenciones clínicas y la organización de servicios hospitalarios. Su actividad se desarrolló tanto en contextos de emergencia como en situaciones de normalidad, adaptándose a las necesidades del sistema sanitario militar. Sus funciones asistenciales estaban delimitadas por reglamentos militares que especificaban su papel como personal auxiliar dentro de los servicios sanitarios castrenses (Real Decreto 546/1995; Herrera-Justicia, 2024).[8].

En este sentido, su trabajo se situó en continuidad con otras figuras sanitarias auxiliares, como los practicantes, cuya profesionalización había comenzado a definirse ya a finales del siglo XIX (Blázquez Ornat, 2016; Becerril Ramírez, 2012). Sin embargo, las DASM presentaban una especificidad clara: su integración en una estructura militar que condicionaba tanto sus funciones como su reconocimiento.

A pesar de la complejidad de las tareas desempeñadas, su papel se mantuvo dentro de una categoría auxiliar, reflejando las limitaciones estructurales en el reconocimiento profesional del trabajo femenino en el ámbito sanitario (Gómez-Cantarino et al., 2020).

4.5. Las Damas Auxiliares de Sanidad Militar en Aragón

El caso aragonés presenta particular interés debido a la relevancia de Zaragoza como núcleo sanitario y militar. La existencia de instituciones como el Hospital General de la Defensa permitió el desarrollo de espacios formativos y asistenciales en los que participaron estas mujeres (Martínez Santos y Germán Bes, 2014).

[8] Real Decreto 546/1995, de 7 de abril, por el que se establece el título de Técnico en Cuidados Auxiliares de Enfermería y las correspondientes enseñanzas mínimas. 5 de junio de 1995. *Boletín Oficial del Estado*, (133), 16558-16562. www.boe.es

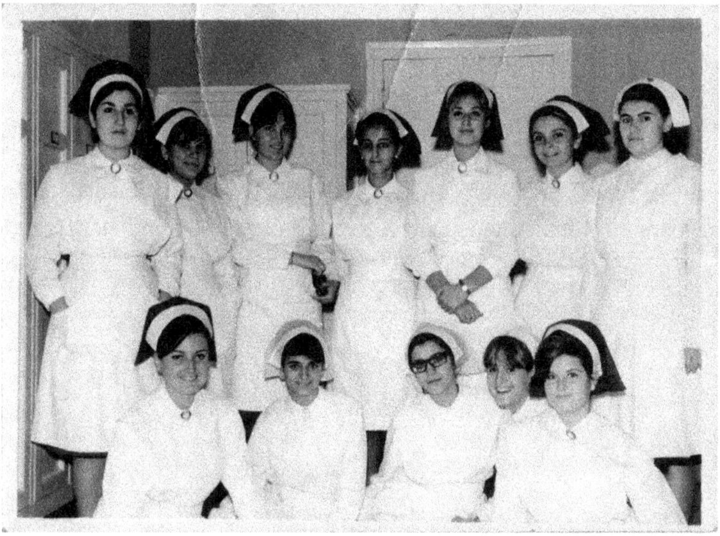

Alumnas DASM del Hospital Militar de Zaragoza (1964).

Fuente: Archivo de la Escuela DASM

Asimismo, la tradición sanitaria de la región, vinculada tanto a instituciones religiosas como civiles, configuró un contexto propicio para la integración de modelos diversos de cuidado (Sánchez Aragó y Sesé Sanz, 2022; Lasala, 2022). En este entorno, las DASM desarrollaron funciones asistenciales y organizativas, contribuyendo al funcionamiento del sistema sanitario militar en el ámbito regional.

La interacción entre instituciones militares y estructuras formativas civiles favoreció además la transferencia de conocimientos, en un proceso que contribuyó a la convergencia progresiva entre distintos modelos de cuidado (Martínez Santos, 2018).

4.6. La sanidad militar en la genealogía del cuidado femenino

Desde una perspectiva historiográfica, el desarrollo de las DASM puede interpretarse como una fase avanzada en la institucionalización del cuidado femenino. Este proceso se caracteriza por la integración del cuidado en estructuras estatales formales, en contraste con modelos previos basados en la beneficencia o el voluntariado (Saumell Bonet, 2018).

Sin embargo, esta institucionalización no implicó una plena profesionalización, ya que persistieron elementos de subordinación jerárquica y limitaciones en el reconocimiento académico y laboral. En este sentido, las DASM reflejan las tensiones inherentes al proceso de construcción de la enfermería como disciplina, en el que confluyen factores sociales, políticos y de género (Germán Bes et al., 2020; Gómez-Cantarino et al., 2020).

El análisis de este modelo permite, por tanto, comprender la complejidad del desarrollo histórico del cuidado enfermero en España, evidenciando que su evolución no fue lineal, sino resultado de la interacción entre múltiples tradiciones asistenciales.

Capítulo 5.
Convergencias y tensiones en la genealogía del cuidado

El análisis desarrollado en los capítulos precedentes permite identificar la configuración del cuidado femenino en Aragón como el resultado de la interacción entre trayectorias diversas. Lejos de responder a un proceso lineal, la profesionalización enfermera se articula a partir de la convergencia de modelos laicos, humanitarios y militarizados. La figura siguiente sintetiza esta genealogía, mostrando las continuidades, transferencias y tensiones que dieron lugar a la enfermería contemporánea.

Así mismo, como se ha sintetizado en la Tabla 1 de capitulo 1, la regulación normativa tampoco se estructuró de forma secuencial, sino que articuló distintos modelos de cuidado que coexistieron y se solaparon en el tiempo.

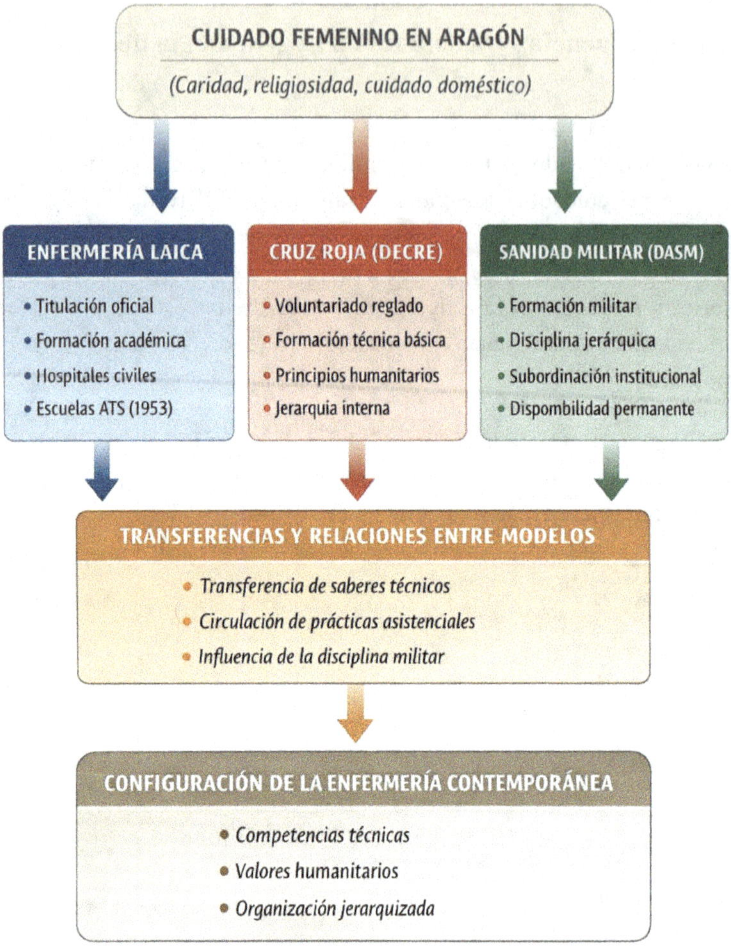

Figura 1. *Genealogía del cuidado femenino en Aragón (1915–2003). El esquema representa la coexistencia e interacción entre tres modelos de cuidado —enfermería laica, Cruz Roja (DECRE) y sanidad militar (DASM)— como procesos no lineales que convergen en la configuración de la enfermería contemporánea. Fuente: elaboración propia.*

5.1. Tres modelos de cuidado femenino

La historia del cuidado femenino en Aragón evidencia la existencia de tres modelos interrelacionados: la enfermería laica, las Damas Enfermeras de la Cruz Roja Española (DECRE) y las Damas Auxiliares de Sanidad Militar (DASM). Cada uno de ellos se configuró en contextos institucionales específicos y desarrolló formas diferenciadas de acceso al conocimiento, ejercicio del cuidado y reconocimiento social (Martínez Santos, 2025; Mas Espejo, 2016; Herrera-Justicia, 2024).

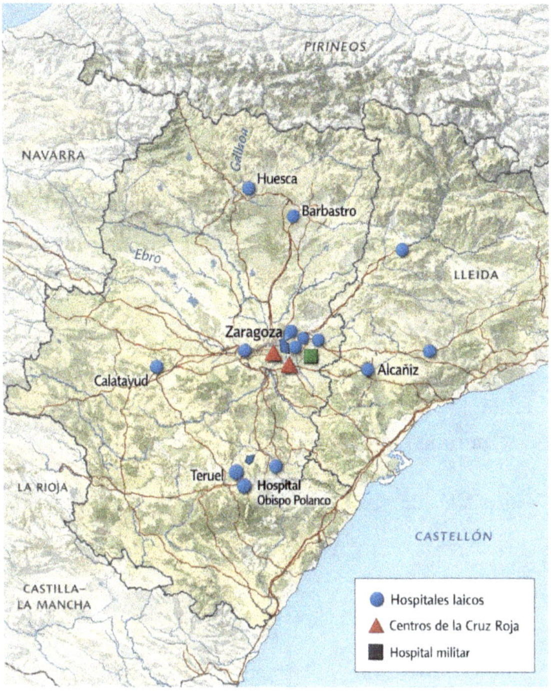

Figura 2*. Distribución territorial de los modelos de cuidado femenino en Aragón (1915-2003). Elaboración propia a partir de la cartografía del Gobierno de Aragón, fuentes archivísticas y bibliografía especializada.*

La enfermería laica se consolidó como un modelo profesional basado en la titulación oficial, la estructuración curricular y la progresiva incorporación al ámbito universitario. Este proceso, iniciado con la regulación de principios del siglo XX y reforzado con la creación del título de Ayudante Técnico Sanitario en 1953, favoreció la estandarización de competencias y la expansión del personal sanitario en hospitales y redes asistenciales (Amezcua y González Iglesias, 2015; Gómez-Cantarino et al., 2020). En Aragón, esta evolución se articuló a través de las escuelas del distrito universitario de Zaragoza y la red de practicantes, configurando un espacio profesional cada vez más tecnificado (Becerril Ramírez, 2012; Blázquez Ornat, 2017; Martínez Santos, 2017).

Por su parte, las DECRE representaron un modelo híbrido de voluntariado reglado, en el que la formación técnica básica se combinó con principios humanitarios y una organización jerárquica. Este modelo permitió la incorporación de mujeres al cuidado sanitario en contextos de emergencia y salud pública, actuando como un dispositivo de socialización profesional y de difusión de prácticas enfermeras (Germán Bes y Martínez Santos, 2019; Hernández Conesa y Segura López, 2013; Pego-Pérez et al., 2024).

Finalmente, las DASM desarrollaron un modelo de asistencia plenamente militarizado, caracterizado por la disciplina, la jerarquización estricta y la disponibilidad operativa. En este caso, el cuidado se integró en una lógica institucional donde la formación técnica se subordinaba a las necesidades del aparato militar, reforzando valores como la obediencia, el deber y la eficiencia en contextos de alta exigencia (Herrera-Justicia, 2024; Martínez Santos y Germán Bes, 2014).

A continuación, se presenta una comparación sistemática que sintetiza estas dimensiones y facilita la lectura analítica del entramado profesional, voluntario y militar del cuidado femenino en Aragón.

Tabla 2. *Comparación de modelos de cuidado femenino en Aragón (1915–2003)*

Dimensión	**Enfermería laica**	**DECRE (Cruz Roja)**	**DASM (Sanidad Militar)**
Naturaleza	Profesional	Voluntariado reglado	Institucional-militar
Acceso	Titulación oficial	Formación interna (sin título oficial sanitario)	Selección institucional
Formación	Reglada, académica (escuelas y universidad)	Técnica básica (primeros auxilios, higiene, cuidados)	Técnico-militar (sanidad, disciplina, organización)
Marco institucional	Hospitales civiles, sistema sanitario	Cruz Roja Española	Ejército / Hospitales militares
Relación con medicina	Subordinación técnica progresivamente negociada	Dependencia médica y organizativa	Subordinación médico-militar

Disciplina	Profesional	Jerárquica-humanitaria	Militar estricta
Remuneración	Sí	No (voluntariado)	No (dietas en movilización)
Funciones	Asistencia clínica, salud pública, docencia	Emergencias, campañas sanitarias, apoyo hospitalario	Asistencia en hospitales militares y situaciones de movilización
Perfil social	Diversificación progresiva	Predominio inicial de clases medias-altas	Selección institucional, perfiles disciplinados
Identidad	Profesional en construcción	Humanitaria-voluntaria	Servicio, disciplina y deber
Temporalidad clave	1915–2003 (profesionalización progresiva)	1914–actualidad (especial intensidad 1920–1950)	1941–finales del siglo XX

Fuente: *Elaboración propia a partir de Becerril Ramírez (2012), Blázquez Ornat (2017), Martínez Santos (2017, 2025), Germán Bes y Martínez Santos (2019), Mas Espejo (2016) y Herrera-Justicia (2024).*

5.2. Relaciones entre voluntariado, profesionalización y militarización

El análisis comparado de estos modelos pone de manifiesto que no se desarrollaron de manera aislada, sino en un entramado de interdependencias. La profesionalización laica actuó como referente técnico y formativo, mientras que el voluntariado de la Cruz Roja y la sanidad militar facilitaron la extensión social del cuidado, especialmente en contextos donde el sistema sanitario formal era insuficiente (Galiana-Sánchez, 2019; López et al., 2021).

En este sentido, las DECRE y las DASM pueden interpretarse como espacios de mediación entre la beneficencia tradicional y la profesionalización sanitaria. Ambas estructuras incorporaron elementos de racionalización del cuidado —programas formativos, jerarquías, protocolos— que contribuyeron a la difusión de prácticas modernas, aunque sin alcanzar plenamente el reconocimiento profesional de la enfermería titulada (Mas Espejo, 2016; Pego-Pérez et al., 2024).

Asimismo, la influencia de la organización militar en la gestión del cuidado no se limitó al ámbito castrense. La disciplina, la división funcional del trabajo y la estandarización de procedimientos influyeron también en la organización hospitalaria y en la formación de enfermeras, evidenciando la permeabilidad entre modelos aparentemente diferenciados (Martínez Santos, 2017; Burke, 2021).

5.3. Género, autoridad médica e identidades profesionales

El género constituye un eje estructurante en la configuración histórica de la enfermería. La feminización del cuidado no solo condicionó el acceso de las mujeres a la formación sanitaria, sino también los límites de su autonomía profesional y su reconocimiento social (Siles González, 2011; Miró Bonet, 2008).

En los tres modelos analizados, la autoridad médica se mantuvo como principio organizador. Sin embargo, su articulación adoptó formas distintas: en la enfermería laica, mediante la subordinación técnica institucionalizada; en las DECRE, a través de la jerarquía humanitaria y la tutela médica; y en las DASM, mediante una disciplina militar que reforzaba la obediencia como valor central (Hernández Conesa, 1996; Herrera-Justicia, 2024).

Estas condiciones dieron lugar a identidades profesionales complejas, en las que las mujeres debieron negociar simultáneamente expectativas de género, exigencias institucionales y aspiraciones de reconocimiento profesional. Como señalan diversos estudios, la construcción de la identidad enfermera se produjo en un equilibrio inestable entre vocación, técnica y subordinación, generando trayectorias híbridas que cuestionan las interpretaciones lineales de la profesionalización (Almagro Lorca, 2015; Ramió Jofre, 2005).

5.4. La configuración plural de la enfermería contemporánea

La reconstrucción genealógica de estos tres modelos permite comprender que la enfermería contemporánea en Aragón no es el resultado de una evolución lineal, sino de la convergencia de trayectorias diversas. La integración de formación técnica, valores humanitarios y organización disciplinaria configuró un campo profesional complejo, en el que se entrelazan saberes científicos, prácticas sociales y estructuras de poder (Gómez-Cantarino et al., 2018; Burke, 2021).

Desde esta perspectiva, la genealogía del cuidado femenino revela continuidades y rupturas: la persistencia de valores asociados al cuidado —como la vocación o el servicio— convive con la creciente tecnificación y autonomía profesional. Del mismo modo, las experiencias del voluntariado y de la sanidad militar contribuyeron a ampliar los márgenes de actuación de las mujeres en el ámbito sanitario, aunque mantuvieron formas específicas de subordinación institucional (Pego-Pérez et al., 2024; Herrera-Justicia, 2024).

En consecuencia, la enfermería contemporánea puede entenderse como el resultado de un proceso plural, en el que la profesionalización universitaria no sustituye completamente a los modelos previos, sino que los integra y resignifica. El caso de Aragón, por su densidad institucional y diversidad de experiencias, constituye un ejemplo particularmente relevante para analizar estas dinámicas, ofreciendo un marco interpretativo transferible a otros contextos históricos y territoriales.

Conclusiones

Balance historiográfico

El análisis desarrollado a lo largo de esta monografía permite situar la historia de la enfermería en Aragón dentro de las corrientes renovadoras de la historiografía sanitaria, caracterizadas por la incorporación de perspectivas de historia social, de género y de las profesiones. Frente a interpretaciones tradicionales centradas en relatos lineales de progreso, este estudio se inscribe en una lectura que enfatiza la complejidad, la discontinuidad y la coexistencia de modelos asistenciales diversos (Amezcua y González Iglesias, 2015; Siles González, 2011).

En este sentido, la reconstrucción de las trayectorias del cuidado femenino entre 1915 y 2003 ha permitido identificar la interacción entre tres ámbitos fundamentales —profesional, humanitario y militar— que han sido habitualmente analizados de forma separada. La integración de estos planos contribuye a superar visiones fragmentadas de la enfermería, mostrando cómo la profesionalización no implicó la desaparición de formas previas de cuidado, sino su transformación y resignificación en nuevos contextos institucionales (Gómez-Cantarino et al., 2020; Pego-Pérez et al., 2024).

Asimismo, el recurso a una escala regional ha evidenciado la utilidad de los estudios locales para matizar las grandes narrativas nacionales, poniendo de relieve la heterogeneidad territorial de los procesos de institucionalización sanitaria (Martínez Santos, 2017; Blázquez Ornat, 2017). Aragón se configura así como un espacio particularmente significativo para observar la convergencia de modelos y la articulación de prácticas de cuidado en contextos cambiantes.

Aportaciones al estudio de la profesionalización enfermera

La principal aportación de este trabajo radica en la aplicación del enfoque de genealogía del cuidado femenino al análisis histórico de la enfermería. Este marco interpretativo ha permitido comprender la profesionalización no como un proceso lineal, sino como el resultado de la interacción entre trayectorias diversas, atravesadas por relaciones de poder, condicionantes de género y contextos políticos específicos (Miró Bonet, 2008).

En este sentido, la investigación aporta tres contribuciones principales al estudio de la profesionalización enfermera:

En primer lugar, la identificación de la pluralidad de itinerarios formativos y asistenciales que confluyen en la construcción de la enfermería contemporánea. La enfermería laica, las DECRE y las DASM no constituyen etapas sucesivas, sino modelos coexistentes que aportan competencias, valores y formas organizativas diferenciadas (Herrera-Justicia, 2024; Mas Espejo, 2016).

En segundo lugar, la visibilización del papel del voluntariado y de la sanidad militar como espacios de aprendizaje y socialización profesional. Estos ámbitos, tradicionalmente considerados periféricos, desempeñaron un papel relevante en la difusión de prácticas técnicas y en la incorporación de las mujeres a funciones asistenciales regladas (Hernández Conesa y Segura López, 2013; López et al., 2021).

En tercer lugar, el análisis de la dimensión de género como elemento estructurante de la profesionalización. La feminización del cuidado condicionó tanto las oportunidades de acceso a la formación como las formas de reconocimiento profesional, generando tensiones entre vocación, subordinación y autonomía que atraviesan toda la trayectoria histórica estudiada (Almagro Lorca, 2015; Ramió Jofre, 2005).

Líneas de investigación futuras

Los resultados obtenidos abren diversas líneas de investigación que permitirían profundizar y ampliar el conocimiento sobre la historia del cuidado y de la enfermería.

En primer lugar, resulta pertinente desarrollar estudios comparativos entre distintas regiones españolas, con el fin de analizar similitudes y divergencias en los procesos de profesionalización y en la articulación de modelos asistenciales. Este tipo de investigaciones contribuiría a consolidar una visión más integrada y matizada de la enfermería en el contexto nacional.

En segundo lugar, sería relevante profundizar en el análisis microhistórico de trayectorias individuales y colectivos específicos —enfermeras, damas voluntarias o auxiliares militares— mediante el uso de fuentes personales, testimonios orales y archivos institucionales. Este enfoque permitiría acceder a la experiencia vivida del cuidado y a las estrategias de agencia desarrolladas por las mujeres en contextos de limitación estructural.

En tercer lugar, se plantea la necesidad de explorar con mayor detalle las relaciones entre enfermería y otros campos profesionales, así como su inserción en redes internacionales de formación y asistencia, especialmente en el ámbito de la Cruz Roja y de las políticas sanitarias del siglo XX.

Finalmente, la consolidación de la enfermería como disciplina académica invita a continuar desarrollando investigaciones que integren historia, teoría y práctica del cuidado, reforzando su base epistemológica y su proyección en el ámbito científico y profesional.

Bibliografía

Almagro Lorca, M. J. (2015). *Proceso de socialización enfermera y construcción social de la profesión* [Tesis doctoral, Universitat Rovira i Virgili]. http://hdl.handle.net/10803/378644

Amezcua, M., y González Iglesias, M. E. (2015). La creación del título de Enfermera en España: ¿Cien años de una incoherencia histórica? *Index de Enfermería, 24*(1–2), 7–9. https://doi.org/10.4321/S1132-12962015000100002

Andina Díaz, Elena. (2004). Enfermeras del bando nacional en la Guerra Civil española: según el libro "Princesas del Martirio" de Concha Espina. *Index de Enfermería, 13*(47), 61-65. http://scielo.isciii.es/scielo.php?script=sci_arttext&pid=S1132-12962004000300014&lng=es&tlng=es.

Becerril Ramírez, N. (2012). *Los practicantes titulados en la Universidad de Zaragoza entre 1880 y 1894* [Trabajo de fin de máster, Universidad de Zaragoza]. https://zaguan.unizar.es/record/9143

Blázquez Ornat, I. (2016). La identidad del practicante a través de la prensa profesional. Aragón, 1885–1936. *Dynamis, 36*(2), 443–466. https://doi.org/10.4321/S0211-95362016000200009

Blázquez Ornat, I. (2017). *El practicante: El nacimiento de una nueva profesión sanitaria en España*. CSIC.

Blazquez Ornat, I. y Martínez Santos, Y. (2020). La enfermería: Una profesión no tan femenina en sus inicios. In *Modernas, cultas y profesionales: Mujeres del siglo XX tituladas en la Universidad de Zaragoza* (pp. 267-290).

Burke, P. (2021). *Historia y teoría social*. Amorrortu.

Calero Marín de Villodres, Paloma. (2021). La historia de la Enfermería en sus documentos. *Index de Enfermería, 30*(3), 279. Epub 06 de junio de 2022. http://scielo.isciii.es/scielo.php?script=sci_arttext&pid=S1132-12962021000200028&lng=es&tlng=en.

Celma Vicente, M. (2007). *Cultura organizacional y desarrollo profesional de las enfermeras* [Tesis doctoral, Universidad de Granada].

Francisco de Rey, C. J. (2008). *De la práctica de la enfermería a la teoría enfermera* [Tesis doctoral, Universidad de Alcalá].

Galiana-Sánchez, M. E. y Bernabeu-Mestre, J. (2011). Género y desarrollo profesional: Las enfermeras de salud pública en la España del período de entreguerras (1925–1939). *Feminismo/s, 18*, 225–248.

Galiana-Sánchez, M. E. (2019). History of public health nursing in Spain and the international context. *ENHE, 1*, 124–143. http://hdl.handle.net/10045/91473

Germán Bes, C. (2007). *Historia de la institución de la enfermería universitaria: análisis con perspectiva de género* [Tesis doctoral, Universidad de Zaragoza].

Germán Bes, C., y Martínez Santos, Y. (2019). Aurora Mas Gaminde: Dama Enfermera Profesional de la Cruz Roja Española. *Temperamentvm, 15*, e12615. http://ciberindex.com/c/t/e12615

Germán Bes, C., Martínez Santos, Y., y Mas Espejo, M. (2020). *Las primeras enfermeras laicas españolas: Aurora Mas y los orígenes de una profesión en el siglo XX*. Prensas de la Universidad de Zaragoza.

Gómez-Cantarino, S., de Dios-Aguado, M., Checa-Peñalver, A., Domínguez-Isabel, P., Rodríguez-Montejano, J., y Espina-Jerez, B. (2020). Regulación de la enfermería española: Incorporación a la profesión sanitaria (1850–1950). *Escola Anna Nery, 24*, e20200053. https://doi.org/10.1590/2177-9465-EAN-2020-0053

Gómez-Cantarino, S., Gutiérrez de la Cruz, S., Espina Jerez, B., de Dios Aguado, M. M., Pina Queirós, P. J., y Alves Rodrigues, M. (2018). Desarrollo formativo de la enfermería española y sus especialidades. *Cultura de los Cuidados, 22*(52), 58–67. https://doi.org/10.14198/cuid.2018.52.05

González García, A. (2013). Los manuales de formación de la Cruz Roja durante la epidemia de gripe de 1918–1919. *Cultura de los Cuidados, 17*(36), 19–28. https://doi.org/10.7184/cuid.2013.36.03

Herrera-Justicia, S. (2024). Cuidábamos con alma, corazón y el espíritu de la disciplina militar. *Temperamentvm, 20*, e15724. https://doi.org/10.58807/temperamentvm20247117

Hernández Conesa, J. M. (1996). *La construcción de la Enfermería como disciplina científica* [Tesis doctoral, Universidad de Murcia].

Hernández Conesa, Juana María, y Segura López, Gabriel. (2013). La formación de las Enfermeras de la Cruz Roja durante la Guerra Civil Española (1936-1939). *Índice de enfermería* , *22* (3), 180-183. https://dx.doi.org/10.4321/S1132-12962013000200014

Lasala, M. (2022). *Legados de mujeres aragonesas de los siglos XIX y XX* (Vol. 1). Ayuntamiento de Zaragoza.

López, M., Mirón-González, R., Castro, M. J., y Jiménez, J. M. (2021). Training of volunteer nurses during the Spanish Civil War. *PLoS ONE, 16*(12), e0261787. https://doi.org/10.1371/journal.pone.0261787

Martínez Antón, S. (2016). La asistencia sanitaria en la Guerra Civil española: las enfermeras de Cruz Roja. http://hdl.handle.net/10902/8937

Martínez Santos, Y. (2017). *Las Escuelas de Ayudantes Técnicos Sanitarios en España (1953–1980)* [Tesis doctoral, Universidad de Zaragoza].

Martínez Santos, Y., y Germán Bes, C. (2017). La formación de los Ayudantes Técnicos Sanitarios según los manuales de la editorial Oteo. En C. Sánchez Macarro, A. C. García Martínez y M. J. García Martínez (Eds.), *Los colegios profesionales de enfermería: su función social e institucional* (pp. 637–644).

Martínez Santos, Y. (2018). Cuidados enfermeros en hospitales aragoneses del Instituto Nacional de Previsión. En C. Villanueva Morte et al. (Eds.), *Redes hospitalarias* (pp. 277–285). Institución Fernando el Católico.

Martínez Santos, Y. (2025). Genealogías del cuidado femenino en Aragón (1915–2003): Enfermeras laicas, Damas Enfermeras de la Cruz Roja y Damas Auxiliares de Sanidad Militar. *Temperamentvm, 22*, e16127. https://doi.org/10.58807/temperamentvm20257968

Martínez Santos, Y., y Germán Bes, C. (2014). La formación de enfermeras del Hospital General de la Defensa de Zaragoza. En R. Campos Marín et al. (Eds.), *Medicina y poder político* (pp. 485–490). SEHM.

Martínez Santos, Y., y Germán Bes, C. (2019). Las Damas Enfermeras de la Cruz Roja Española y la Fundación Rockefeller. *Temperamentvm, 15*, e12570. https://ciberindex.com/c/t/e12570

Mas Espejo, M. (2016). *El cuerpo de damas enfermeras de la Cruz Roja española.* [Tesis doctoral, Universidad de Alicante]

Mas Espejo, M., Siles González, J., y Pulido Mendoza, R. (2015). ¿Qué sabemos de las Damas Enfermeras de la Cruz Roja Española?

Miró Bonet, M. (2008). *¿Por qué somos lo que somos?* [Tesis doctoral, Universitat de les Illes Balears].

Pego-Pérez, Emilio Rubén, Rodríguez-Pérez, Isidoro, & Bermello-López, María Lourdes. (2024). Cruz Roja Española en la profesionalización de la enfermería entre 1912 y 1939. Revisión bibliográfica. *Ene* , *18* (1), 2813.

http://scielo.isciii.es/scielo.php?script=sci_arttext&pid=S1988-348X2024000100002&lng=es&tlng=en

Quintaros Rodríguez, S. (2008). *Del practicante a la enfermera* [Tesis doctoral, Universidade da Coruña].

Ramió Jofre, A. (2005). *Valores y actitudes profesionales* [Tesis doctoral, Universidad de Barcelona].

Santamaría Fernández, M. B. (2007). Evolución histórica de la Enfermería y la cardiología. *Enfermería en Cardiología, 14*(40), 21–28.

Siles González, J. (2011). *Historia de la Enfermería*. DAE.

Siles González, J., y Solano Ruiz, C. (2007). El origen fenomenológico del cuidado. *Cultura de los Cuidados, 11*(21), 19–27.

Tellechea Idígoras, J. I. (1968). *Las Hermanas de la Caridad de Santa Ana y el Hospital Nuestra Señora de Gracia de Zaragoza.*

ANEXOS

Real Orden de 7 de mayo de 1915 (primer título de enfermera)

484 — 21 Mayo 1915 — Gaceta de Madrid. — Núm. 141

El Rey (q. D. g.) se ha servido disponer que de las 1.000 pesetas depositadas en la Delegación de Hacienda de la citada provincia, se devuelvan 500 correspondiente á la carta de pago número 70, expedida en 28 de Mayo de 1912, quedando satisfecho con las 500 restantes el total de la cuota militar que señala el artículo 267 de la referida ley, debiendo percibir la indicada suma el individuo que efectuó el depósito ó la persona apoderada en forma legal, según dispone el artículo 470 del Reglamento dictado para la ejecución de la ley de Reclutamiento.

De Real orden lo digo á V. E. para su conocimiento y demás efectos. Dios guarde á V. E. muchos años. Madrid, 18 de Mayo de 1915.

ECHAGÜE.

Señor Capitán general de la primera Región.

Excmo. Sr.: Vista la instancia promovida por Rafael Chalver Fonts, vecino de Alberique, provincia de Valencia, en solicitud de que le sean devueltas las 500 pesetas que depositó en la Delegación de Hacienda de la citada provincia, según carta de pago número 216, expedida en 14 de Febrero de 1914, para reducir el tiempo de servicio en filas, como alistado para el reemplazo de dicho año por la Caja de Recluta de Játiba, número 44; teniendo en cuenta lo prevenido en el artículo 284 de la vigente ley de Reclutamiento,

El Rey (q. D. g.) se ha servido resolver que se devuelvan las 500 pesetas de referencia, las cuales percibirá el individuo que efectuó el depósito ó la persona apoderada en forma legal, según dispone el artículo 470 del Reglamento dictado para la ejecución de la ley de Reclutamiento.

De Real orden lo digo á V. E. para su conocimiento y demás efectos. Dios guarde á V. E. muchos años. Madrid, 18 de Mayo de 1915.

ECHAGÜE.

Señor Capitán general de la tercera Región.

Excmo. Sr.: Vista la instancia que cursó V. E. á este Ministerio en 28 del mes próximo pasado, promovida por el soldado del Regimiento Infantería de Asia, número 55, Narciso Tapiola Alvarez, en solicitud de que le sean devueltas 1.500 pesetas de las 2.000 que ingresó por los tres plazos para la reducción del tiempo de servicio en filas, por tener concedidos los beneficios del artículo 271 de la vigente ley de Reclutamiento,

El Rey (q. D. g.) se ha servido disponer que de las 2.000 pesetas depositadas en la Delegación de Hacienda de la provincia de Gerona se devuelvan 1.500, correspondientes á las cartas de pago números 224 y 60, expedidas en 29 de Mayo de 1912 y 30 de Agosto de 1913, respectivamente, quedando satisfecho con las 500 restantes el total de la cuota militar que señala el artículo 268 de la referida Ley, debiendo percibir la indicada suma el individuo que efectuó el depósito ó la persona apoderada en forma legal, según dispone el artículo 470 del Reglamento dictado para la ejecución de la ley de Reclutamiento.

De Real orden lo digo á V. E. para su conocimiento y demás efectos. Dios guarde á V. E. muchos años. Madrid, 18 de Mayo de 1915.

ECHAGÜE.

Señor Capitán general de la cuarta Región.

MINISTERIO DE INSTRUCCIÓN PÚBLICA Y BELLAS ARTES

REALES ORDENES

Ilmo. Sr.: S. M. el Rey (q. D. g.) ha tenido á bien nombrar, en virtud de concurso, Profesor numerario de Caligrafía del Instituto general y técnico de Cádiz, con el sueldo que actualmente disfruta, á D. Juan Pogonoski y Martín, actual Profesor de la misma asignatura en el Instituto de Almería

De Real orden lo digo á V. I. para su conocimiento y demás efectos. Dios guarde á V. I. muchos años. Madrid, 3 de Mayo de 1915.

ESTEBAN COLLANTES.

Señor Subsecretario de este Ministerio.

Ilmo. Sr.: S. M. el Rey (q. D. g.) ha tenido á bien nombrar, en virtud de concurso, Catedrático numerario de Matemáticas del Instituto general y técnico de Cáceres, con el haber anual que disfruta, á D. Lorenzo Cabrerizo de la Torre, que desempeña actualmente igual Cátedra en el de Huelva, la que se considera vacante con arreglo al Real decreto de 31 de Julio de 1904.

De Real orden lo digo á V. I. para su conocimiento y efectos procedentes. Dios guarde á V. I. muchos años. Madrid, 6 de Mayo de 1915.

ESTEBAN COLLANTES.

Señor Subsecretario de este Ministerio.

Vista la instancia presentada por la Congregación de Siervas de María, Ministras de los enfermos, solicitando que se autorice para ejercer la profesión de enfermeras á las religiosas que acrediten tener los conocimientos necesarios con arreglo al Programa que con este fin se establezca,

S. M. el Rey (q. D. g.) ha tenido á bien disponer lo siguiente:

1.° Se aprueba el adjunto Programa de los conocimientos necesarios para habilitar de enfermeras á las que lo soliciten pertenecientes ó no á Comunidades religiosas.

2.° Los conocimientos que el Programa contiene podrán adquirirse previamente, asistiendo para los de carácter práctico á las clínicas, consultorios, asilos ú hospitales que á las aspirantes convengan.

3.° La prueba de suficiencia consistirá en un examen teórico-práctico ante un Tribunal análogo al que funciona para la reválida de practicantes de la Facultad de Medicina de Madrid, designado por el Decano.

4.° Las aspirantes aprobadas en estos exámenes obtendrán una certificación expedida por el Decano de la Facultad de Medicina, en la que hará constar que quedan autorizadas para ejercer la profesión de enfermeras.

5.° Los exámenes se verificarán todos los años en la Facultad de Medicina de la Universidad Central en la fecha que designe el Decanato.

6.° Las aspirantes á enfermeras satisfarán en la Secretaría de la Facultad para formación de expediente tres pesetas y para pagos de derechos de examen 10 pesetas, con opción á segundo examen, tres meses después como plazo mínimo, las que no obtuviesen la aprobación en el primero.

De Real orden lo digo á V. I. para su conocimiento y demás efectos. Dios guarde á V. I. muchos años. Madrid, 7 de Mayo de 1915.

ESTEBAN COLLANTES.

Señor Subsecretario de este Ministerio.

PROGRAMA para la enseñanza de la profesión de enfermera.

LECCIONES

1.ª

Esqueleto.—Partes de que se compone y modo de unirse ó articularse éstas.

2.ª

Músculos.—Idea de la agrupación muscular en su relación con el esqueleto.—Aponeurosis.—Función de los músculos.

3.ª

Disposición general del aparato circulatorio y funciones del mismo.

4.ª

Sistema nervioso.—Partes que lo constituyen y sus funciones.

5.ª

Aparato digestivo.—Partes de que consta y funcionamiento de cada una de ellas. Alimentos y su clasificación.

6.ª

Aparato respiratorio.—Partes de que consta y sus funciones.—Composición del aire atmosférico.

7.ª

Secreciones: urinaria, sudoral, sebácea, salival y lagrimal.—Cómo se efectúan y aparatos en que tienen lugar.

8.ª

Organos de los sentidos.—Aparato ocular y visión.

9.ª

Aparato auditivo y audición.

10.

Aparato olfativo y olfación.

11.

Aparato gustativo y gustación.

12.

Piel y sus funciones.

13.

Cualidades físicas, morales é intelectuales de la enfermera en general.

14.

Deberes de la misma y obligaciones que ha de cumplir, tanto cuando se trate de enfermos particulares en su domicilio como en la asistencia que preste á los que se albergan en las salas de los hospitales.

15.

Infección y desinfección.—Sepsia, asepsia y antisepsia.—Microorganismos infecciosos.—De los desinfectantes en general.

16.

Precauciones sanitarias que se deben tomar contra las enfermedades contagiosas.—Fiebre tifoidea, cólera, tifus exantemático, difteria.

17.

Enfermedades eruptivas: viruela, sarampión, escarlatina, etc.—Sueros y vacunas.

18.

Tuberculosis.—Cuidados profilácticos que requiere, según se trate de tuberculosis abierta ó cerrada.—Indicaciones urgentes que ha de llenar la enfermera encargada de la asistencia de un tuberculoso, principalmente en los casos de hemoptisis.

19.

Transporte de los enfermos contagiosos.—Desinfección de los locales y de las ropas.—Aparatos más comunes en uno y otro caso.

20.

Reglas generales que debe tener presente la enfermera en los casos en que sea necesaria la intervención judicial con motivo de cualquier accidente ocurrido al enfermo que cuiden ó personas que le rodean.—Cuando se trate de un herido.—Cuando sea cuestión de un intoxicado.—Cuando se trate de una persona muerta.

21.

Primeros cuidados que se deben prestar á los intoxicados.—Síntomas y antídotos de los principales envenenamientos.

22.

Asfixia por sumersión, sofocación, gases irrespirables, etc.—Respiración artificial en estos casos.

23.

Cuerpos extraños en la garganta esófago ó laringe, oído, nariz, ojos.

24.

Accidentes sobrevenidos por insolación, fulguración y congelación somática ó local.

25.

Cuidados que se deben prestar á las personas víctimas de un síncope, lipotimia, coma ó convulsiones.

26.

Cuidados especiales del recién nacido. Lactancia natural, artificial y mixta.—Asfixia del recién nacido.—Eclampsia.

27.

Signos por los cuales se comprueba la certidumbre de la muerte.—Señales que hacen suponer se trata sólo de muerte aparente.—Deberes que tiene que cumplir la enfermera en caso de defunción de la persona á que presta sus cuidados.

28.

Vómito.—Sus variedades atendiendo á su frecuencia y composición; lavado del estómago y modo de realizarlo.—Extracción y conservación del contenido gástrico destinado á análisis.—Diarrea: variedades.—Modo de recoger y conservar el material expulsado por vómito ó evacuación intestinal destinado á análisis.—Enemas é irrigaciones.—Modo de hacerlas.—Bacinillas, sus variedades.

29.

Cólicos: variedades y modo de moderar los dolores que los empañan, según su naturaleza.—Modo de aplicar el frío y el calor sobre el vientre para moderar el dolor ó disminuir la inflamación.—Ictericia: qué es y en dónde empieza á manifestarse.—Hidropesía: en qué consiste.

30.

Disfonía ó ronquera y afonía.—Polipnea y dispnea.—Tos; espectoración: modo de recoger y conservar la espectoración para poder apreciar sus caracteres físico-químicos y examinarlos histológica y bacteriológicamente.—Escupideras.—Variedades y modo de limpiarlas y desinfectarlas.—Dolor de costado: modo de moderarlo.

31.

Pulso y modo de tomarlo.—Taquicardia y braquicardia.—Arritmia.—Anhelación ó fatiga: sus variedades.—Palpitaciones.—Colapso cardíaco.—Conducta de la enfermera en estos accidentes.—Edema: en dónde suele iniciarse y modo de descubrirlo en sus comienzos.

32.

Cantidad de orina en veinticuatro horas.—Modo de recoger la orina para poder expresar la cantidad de veinticuatro horas y el ritmo urinario.—Modo de conservar la orina destinada á análisis.—Retención y anuria, cateterismo evacuador y modo de practicarlos.—Albuminuria.—Cómo se conoce y uso del albuminómetro de Esbach.—Uremia.—Fenómenos que la anuncian y síntomas por que se manifiesta.—Conducta de la enfermera ante un caso de uremia.

33.

Dolores.—Empleo de los calmantes.—Manera de hacer una inyección hipodérmica y circunstancias en que se podrá hacer una de morfina.—Conducta de la enfermera ante un ataque convulsivo generalizado.—Parálisis: sus variedades.—Ruducación de los movimientos.

34.

Delirio: sus variedades.—Conducta de la enfermera ante un delirante.—Medios coercitivos de los delirantes y circunstancias en que deben emplearse.—Afasia: en qué se diferencia del delirio.—Apoplegía: en qué se diferencia del coma y sus variedades.—Dolores de cabeza: variedades.—Manera de aplicar el frío y el calor sobre la cabeza y columna vertebral.

35.

Anemia aguda: cuándo se produce.—Técnica de la inyección de suero artificial.—Hemorragias médicas: epistaxia gastrorragia, enterorragia hemoptisis, hematuria y púrpura.—Modo de conocerlas y conducta de la enfermera ante cada una de ellas.

36.

Fiebre: modo de apreciarla.—Formación de gráficas y circunstancias que se pueden consignar en una gráfica.—Fiebres continuas y fiebres intermitentes.—Fiebres de supuración.

37.

Higiene de los febricitantes.—Medios físicos para moderar la fiebre; aireación continua y modo de realizarla; afusiones y enemas refrescantes; balneación y su técnica.

38.

Enfermedades contagiosas de nuestros climas.—Conducta de la enfermera ante cada una de ellas.—Profilaxis de la infección y modo de realizarla.—Participación de la enfermera en esta función médica tan importante.

39.

Limpieza de las cavidades bucal nasofaringea en las infecciones para evitar complicaciones.—Idem de la rectal y vaginal.—Modo de realizarlas.—Modo de evitar las úlceras por decúbito en las enfermedades y de tratarlas cuando se presenten.

40.

Medios antisépticos y materiales de curación más empleados en Cirugía.

41.

Medios prácticos de realizar la asepsia para las curas y operaciones de urgencia.

42.

Exposición de los medios para realizar la medicación revulsiva por la acción medicamentosa.

43.

Anestesia general por el cloroformo y éter.—Técnica de su empleo.—Accidentes anestésicos y medios de combatirlos.

44.

Anestesia local.—Medios físicos y químicos para obtenerla, modos de aplicación.—Accidentes y medios de combatirlos.

45.

Medios accesorios de curas.—Embrocaciones, fricciones, pulverizaciones, fomentos, cataplasmas.

46.

Cauterización por medios físicos.

47.

Emisiones sanguíneas.—Medios de realizar las emisiones locales y generales.

48.

Hemostasia: medios más empleados para la cohibición de una hemorragia.

49.

Hemostasia por taponamiento de las fosas nasales y de las cavidades vaginal y rectal.

50.

Del amasamiento.—Variedades del masajo y modo de aplicación en las distorsines, afecciones articulares, musculares, fracturas y paredes del abdomen.

51.

Respiración artificial: casos de indicación y procedimientos de realizarla.

52.

Tratamiento de las quemaduras en sus diferentes grados.

53.

Inyecciones hipodérmicas y de sueros artificiales y específicos.—Técnica de su aplicación.

54.

Preparación y técnica de las curas asépticas y antisépticas.

55.

Vendajes más usados para la cabeza y cuello.

56.

Vendajes más usa os para el torax y abdomen.

57.

Vendajes más usados para los miembros torácicos y abdominales.

58.

Accidentes primitivos en los operados. Colapso, vómitos, dolor, delirio, hemorragia, retención de orina y medios de tratamiento.

59.

Síntomas de mayor gravedad en los operados en la cabeza.—Tratamiento de los mismos.

60.

Síntomas de mayor gravedad en los operados en el cuello y medios de tratamiento.

61.

Síntomas de mayor gravedad en los operados en el torax.

62.

Síntomas de mayor gravedad en los operados en el abdomen.

63.

Preceptos generales sobre los cuidados que exigen los enfermos del aparato visual y condiciones físicas de la enfermera. — Instalaciones, baños y lavatorios oculares.—Vendajes especiales.—Subdivisión.—Asepsia y antisepsia ocular.—Instrumentos y prácticas más usuales en oftalmología.—Esterilización de los instrumentos.

64.

Asistencia á procesos sépticos y asépticos.—Prácticas más usuales en otología (masaje cateterismo, irrigaciones directas ó invertidas, instalaciones, etc.)—Complicaciones más frecuentes de los operados y datos que debe tener presente la enfermera para llegar á la presunción de las mismas.—Apósitos y vendajes especiales. — Instrumental; su esterilización.

65.

Vigilancia especial para los operados de la faringe y boca.—Hemorragias y medios utilizables por la enfermera para cohibirlas.—Intubación laringea.—Operados laringeos y traqueales.—Asistencia á los mismos.—Detalles técnicos que exigen estos operados. Prácticas generales (pulverizaciones, inhalaciones, insuflación).—Idea general de la broncoscopia y esofagoscopia.

66.

Funcionamiento de las fosas nasales y de los senos que las limitan.—Epistaxis espontánea y quirúrgica.—Vigilancia especial para cada uno de ellos.—Taponamiento.—Irrigación, inhalación, insuflación, vaporización.—Aparatos especiales para cada una de ellas.—Instrumental para la cura de urgencia.—Preceptos generales para su esterilización.

67.

Régimen dietético.—Su definición y divisiones.—Enterodisis, enemas, supositorios, etc.—Masaje y técnica especial del mismo con relación al aparato digestivo.—Purgantes.—Caracteres visuales de los excrementos y su división.—Vómitos.—Formas del mismo y medios coercitivos.—Limitación de región en las inyecciones hipodérmicas.

68.

Orina.—Su cantidad y cualidades macroscópicas.—Trastornos generales acaecidos en el organismo por la perturbación de función de estos órganos.—Sondaje.—Lavatorio vesical.—Cuidados especiales que exigen estos enfermos.—Asepsia del instrumental.

69.

Procesos dermatológicos agudos y crónicos.—Vigilancia y cuidado que exigen la asistencia de los primeros.—Precauciones inherentes á la asistencia de estos enfermos, según el proceso sea ó no contagioso.—Medicación tópica.—Su descripción y variedades.—Precauciones para su aplicación y circunstancias generales que pueden modificar su empleo.

70.

Concepto general de los enfermos mentales y nerviosos.—Apreciaciones sintomáticas que debe observar cuidadosamente la enfermera.—Condiciones especiales para este cargo (morales, físicas, personales de carácter intelectual).—Vigilancia.

Ilmo. Sr.: Vista la instancia elevada á este Ministerio por varios alumnos de tercer año de la Escuela Normal de Maestros de Madrid, solicitando que se les tenga por aprobados en la asignatura de Gramática (segundo curso), que ya cursaron en el segundo año del grado elemental,

S. M. el Rey (q. D. g.) ha tenido á bien acceder á lo solicitado y que esta disposición tenga carácter general.

De Real orden lo digo á V. I. para su conocimiento y demás efectos. Dios guarde á V. I. muchos años. Madrid, 19 de Mayo de 1915.

ESTEBAN COLLANTES.

Señor Director general de Primera enseñanza.

Ilmo. Sr.: Vistas las instancias suscritas por D. Ezequiel Ruiz Martínez, don Rafael García Guijo y D. Samuel Maña Hernández, solicitando que á los que obtuvieron consideración de segundas y terceras medallas en Exposiciones nacionales ó internacionales de Bellas Artes convocadas por el Estado español se les concedan todos los derechos, honores y obligaciones que á los premiados con medallas reglamentarias de la misma clase; y teniendo en cuenta que recientemente se resolvió en sentido favorable una petición análoga hecha por individuos que poseían consideración de primera medalla,

S. M. el Rey (q. D. g.) ha tenido á bien conceder efectividad oficial á las consideraciones de segundas y terceras medallas, en [illegible] de que los artistas agraciados con [illegible] distinciones tienen los mismos derechos, honores y obligaciones que los premiados con medallas reglamentarias de igual clase.

De Real orden lo digo á V. I. para su conocimiento y demás efectos. Dios guarde á V. I. muchos años. Madrid, 19 de Mayo de 1915.

ESTEBAN COLLANTES.

Señor Director general de Bellas Artes.

ADMINISTRACIÓN CENTRAL

MINISTERIO DE HACIENDA

Dirección General de la Deuda y Clases Pasivas.

Relación de las reclamaciones formuladas durante el mes de Abril de 1915 por Corporaciones de Beneficencia ó Instrucción pública, solicitando emisión de inscripciones por venta de bienes en segunda época, formada en cumplimiento del artículo 15 de la ley de Presupuestos de 31 de Diciembre de 1905.

REMANENTES

Beneficencia.

1.936, Beneficencia de Velilla de Guardo, Palencia, 5 de Abril de 1915.

37, Beneficencia de Villapun, Palencia, 5 de Abril de 1915.

38, Beneficencia de Aldea del Fresno, Madrid, 7 de Abril de 1915.

39, Beneficencia de Villasarracino, Palencia, 9 de Abril de 1915.

40, Beneficencia municipal de Bonares, Huelva, 12 de Abril de 1915.

41, Beneficencia de Rascafría, Madrid, 14 de Abril de 1915.

42, Beneficencia de Olmos de Pisuerga, Palencia, 14 de Abril de 1915.

43, Beneficencia de Castrillo de Villavega, Palencia, 15 de Abril de 1915.

44, Beneficencia de Perales de Tajuña, Madrid, 16 de Abril de 1915.

45, Beneficencia de Castañar de Ibor, Cáceres, 21 de Abril de 1915.

46, Beneficencia de Tauste, Zaragoza, 21 de Abril de 1915.

1.947, Beneficencia de Nogales de Pisuerga, Palencia, 24 de Abril de 1915.

Instrucción Pública.

754, Instrucción Pública de Bonares Huelva, 12 de Abril de 1915.

55, Instrucción Pública de Baadilla de Rioseco, Palencia, 19 de Abril de 1915.

56, Instrucción Pública de Casas del Puerto, Cáceres, 20 de Abril de 1915.

57, Instrucción Pública de Belbis de Monroy, Cáceres, 21 de Abril de 1915.

58, Instrucción Pública de Villameriel, Palencia, 22 de Abril de 1915.

59, Instrucción Pública de Nogales de Pisuerga, Palencia, 24 de Abril de 1915.

60, Instrucción Pública de Chagarcía Mediano, Salamanca, 21 de Abril de 1915.

61, Instrucción Pública de Poza de la Vega, Palencia, 26 de Abril de 1915.

62, Instrucción Pública de Villaviudas, Palencia, 29 de Abril de 1915.

763, Instrucción Pública de Valdespina, Palencia, 29 de Abril de 1915.

Madrid, 14 de Mayo de 1915.=El Director general, Federico C. Bas.

ANEXO 2. Reglamento del Servicio de Damas Auxiliares de Sanidad Militar. D.O. 8 de agosto 1941

Año LII.—Núm. 172 Martes, 5 de agosto de 1941 Tomo III.—Pág. 497

DIARIO OFICIAL DEL MINISTERIO DEL EJÉRCITO

ORDENES

Subsecretaría

CARRERAS DE CABALLOS

Visto el escrito del alcalde Presidente del Excmo. Ayuntamiento de Sanlúcar de Barrameda (Cádiz), interesando se autorice a los jefes y oficiales de nuestro Ejército para tomar parte en las carreras de caballos que han de celebrarse en dicha plaza el mes actual, he resuelto autorizar la concurrencia a dichas carreras a los jefes y oficiales destinados en la Península que lo deseen y se encuentren en condiciones de tomar parte en ellas sin que esta autorización dé derecho a los interesados al percibo de dietas ni emolumento alguno de carácter extraordinario, efectuándose el viaje del personal y ganado por cuenta del Estado.

Madrid, 4 de agosto de 1941.

VARELA

Dirección General de Enseñanza Militar

ACADEMIAS

Terminados en la Academia del Cuerpo Jurídico Militar los cursos y prácticas dispuestos en la orden de 10 de enero de 1940 (D. O. núm. 7), por los Caballeros Oficiales Cadetes de la misma, son promovidos al empleo de tenientes auditores de tercera de la escala profesional del Cuerpo Jurídico Militar, con antigüedad de 31 de marzo de 1939, los que a continuación se relacionan.

El orden de colocación en la escala profesional es el mismo en que aparecen relacionados y a continuación del último de los promovidos a dicho empleo por orden de 12 de marzo de 1941 (D. O. núm. 59).

D. Pedro Herrero Sánchez.
D. Olegario González García.
D. Ricardo Ruiz Larrea.
D. Faustino Muga López.
D. Eduardo Camacho López.
D. Juan González Regueral y Losada.
D. Mariano Toscano Puelles.
D. Mario Lanz Pinies.
D. José Solís Ruiz.
D. José de Diego López.
D. Emilio Serrano Villafañe.
D. Salvador Ravina Poggio.
D. José Antonio Ibarra Rodríguez.
D. Manuel Urbiola Sáenz de Tejada.
D. Teodoro García Rendueles.
D. José Barcina Rodríguez.
D. Francisco Rodríguez Alvarez.
D. Julio Romero Martí.
D. Sergio Peñamaría de Llano.
D. Francisco Jiménez Jiménez.
D. Eugenio Miñón Ferreiro.
D. Teodoro Fernández Díaz.
D. José Tránque Santos.
D. Antonio Jiménez Valera.
D. Antonio Usandizaga Martínez.
D. Salvador Esteban Ramos.
D. José Miguel Zuazu Garnica.
D. José María Sanjuán Gil.
D. Ramón Lázaro de Medina.
D. Enrique del Real Zalote.
D. Fernando Erro Mendiruce.
D. José Antonio Calderón y Pérez Alóez.
D. Eduardo Sanjurjo Carricarte.
D. Celestino Neguerúela Caballero.

Madrid, 2 de agosto de 1941.

VARELA

Bajas

Quedan eliminados, a petición propia, de las listas de admitidos en las Academias de Transformación correspondientes, los oficiales y brigada, que a continuación se relacionan:

Capitán provisional de Ingenieros don José Márquez Soler, de la Agrupación de Movilización de Ferrocarriles.

Teniente provisional de Infantería don Flores Díaz García, del Regimiento de Infantería núm. 28.

Otro, D. Santiago Bustos García, del Grupo de Regulares de Larache núm. 4.

Otro, D. Antonio Margallo Caballero, del Regimiento de Infantería número 27.

Otro, D. Carlos de Mesa Harina, del Regimiento de Infantería núm. 26.

Otro, D. José Maqueda Salas, del Regimiento de Infantería núm. 3.

Otro, D. José García Navas, del Regimiento de Infantería núm. 8.

Alférez provisional de Infantería don Segundo Calle Bartolomé, del Regimiento de Infantería núm. 17.

Otro, D. Fernando Fernández Portillo, del Regimiento de Infantería número 33.

Otro, D. Ramón Cambio Isasmendi, del Regimiento de Infantería núm. 28.

Otro, D. Pedro Mariscal Martín, del Grupo de Regulares de Tetuán número 1.

Otro, D. Rafael Carrillo Montijano, del Grupo de Regulares núm. 8.

Otro de Ingenieros D. Jaime Ruiz Ruiz, licenciado.

Otro, G. Q. don Mariano de la Torre y de la Torre, del Regimiento de Artillería núm. 11.

Brigada de Ingenieros D. Juan Rosa de Blas, del Regimiento de Transmisiones Aviación.

Madrid, 2 de agosto de 1941.

VARELA

En cumplimiento de lo dispuesto en la orden de 8 de mayo de 1940 (D. O. núm. 105), normas para su aplicación de 12 de diciembre del mismo año y orden comunicada de 27 de febrero último, quedan eliminados de las listas de admitidos en las Academias de Transformación de su Arma, los oficiales que a continuación se relacionan, quienes continuarán prestando servicio en los Cuerpos a

Dirección General de Servicios

Damas Auxiliares de Sanidad Militar

Las enseñanzas de la guerra patentizaron de una manera clara la labor útil desarrollada por las Enfermeras auxiliares del Cuerpo de Sanidad Militar que, en perfecta colaboración con las Hermanas de la Caridad, llevaron a cabo la asistencia a los heridos y enfermos militares, tanto en los hospitales de vanguardia como en los de retaguardia y en los equipos quirúrgicos móviles y fijos, contribuyendo francamente a la expresada labor tan humanitaria como patriótica.

En su consecuencia, y en bien del servicio, se crea, con carácter provisional, el "Servicio de Damas Auxiliares de Sanidad Militar".

Este dependerá de la Jefatura de los Servicios de Sanidad del Ejército y estará al frente de él una Inspectora general del Servicio, secundada por once Inspectoras Regionales, una en cada Región Militar, Marruecos, Baleares y Canarias, comprendiendo además, cuarenta y una Inspectoras Provinciales y el número de Inspectoras Locales que se estime necesario para el buen funcionamiento. La Inspectora general tendrá a sus órdenes una Secretaria y dos Auxiliares de Secretaría.

La Inspectora general será nombrada por el Ministro del Ejército. Las Inspectoras Regionales, Provinciales y Locales, así como la Secretaria y las Auxiliares de Secretaría, lo serán por el Jefe de los Servicios de Sanidad del Ejército, a propuesta de la Inspectora general y con aprobación del Ministro.

Los sueldos del personal remunerado serán los consignados en presupuesto y serán disfrutados de un modo permanente por el personal que constituye la Inspección General del Servicio y las Inspectoras Regionales y Provinciales. Las Locales y Damas Auxiliares sólo lo percibirán en tiempo de guerra, de movilización o en períodos de prácticas, en las mismas condiciones que las Hermanas de la Caridad.

Las Jefaturas de Sanidad facilitarán en sus dependencias habitación y mobiliario para la oficina de las Inspectoras respectivas.

El Servicio de Damas Auxiliares de Sanidad Militar funcionará conforme a las disposiciones del Reglamento y cartilla de uniformidad, que con esta fecha se aprueban y publican a continuación.

Madrid, 31 de julio de 1941.

VARELA

REGLAMENTO DEL SERVICIO DE DAMAS AUXILIARES DE SANIDAD MILITAR

Artículo 1.° El Servicio de Damas Auxiliares de Sanidad Militar se crea para ayudar a las Hermanas de la Caridad en el cuidado de los enfermos y heridos militares en tiempo de guerra, pudiendo reemplazarlas, cuando no existan suficientes, en las localidades en que se establezca el Servicio de Hospitales.

Art. 2.° El Servicio dependerá de la Jefatura de los Servicios de Sanidad del Ejército, siendo dirigido por una Inspectora General con una Secretaria y dos Auxiliares de Secretaría, que residirán en Madrid. Forman parte de él once Inspectoras Regionales, una en cada capital de Región, otra en Marruecos, otra en Baleares y otra en Canarias. Además, cuarenta y una Inspectoras Provinciales, una en cada capital de provincia, a excepción de aquellas en las que exista Regional, pues ésta asumirá sus funciones, y, por último, tantas Inspectoras Locales como se crea oportuno para la buena marcha del Servicio, teniendo en cuenta la importancia de la localidad y el número de Damas Auxiliares que en ella tengan su residencia. Todas las Inspectoras dependerán del Jefe de Sanidad Militar respectivo.

Las Damas Auxiliares serán de dos categorías: Damas Auxiliares de primera y Damas Auxiliares de segunda; a la primera, pertenecen las que tengan el título de Enfermeras, reconocido por el Estado y un mínimum de dos años de práctica en servicios médicos y quirúrgicos; a la segunda, pertenecen las que no tengan título o no hayan practicado el tiempo exigido anteriormente.

Inspectora General del Servicio

Art. 3.° La Inspectora General del Servicio tendrá la dirección del mismo, dependiendo directamente del Jefe de los Servicios de Sanidad del Ejército.

Art. 4.° Su misión es proponer la organización de todo lo referente al Servicio; propondrá a la superioridad el nombramiento y cese de las Inspectoras Regionales, Provinciales y Locales; llevará un fichero general de todas las Damas Auxiliares, autorizando los documentos que las acrediten y propondrá la movilización y distribución de las mismas.

Art. 5.° La Inspectora General será auxiliada por una Secretaria y dos Auxiliares de Secretaría, que tendrán la función correspondiente a dichos cargos.

Art. 6.° La Inspectora General del Servicio se instalará en locales del Ministerio del Ejército, como una dependencia de la Jefatura de los Servicios de Sanidad.

Inspectoras Regionales

Art. 7.° Las Inspectoras Regionales serán once, residiendo en la capitalidad de cada una de las Regiones Militares, Marruecos, Palma de Mallorca y Santa Cruz de Tenerife, respectivamente.

Art. 8.° Serán nombradas por la Jefatura de los Servicios de Sanidad del Ejército, a propuesta de la Inspectora General del Servicio y previa aprobación del Ministro.

Art. 9.° Su misión será, dentro de una escala jerárquica, desempeñar la Jefatura Regional en relación con el Servicio y con dependencia directa de la Inspectora General y Jefatura de Sanidad correspondiente: llevarán al día el fichero de las Damas que residen en la región, dando cuenta de las altas y bajas que en ella ocurran a la Inspectora General; propondrán la organización de las prácticas reglamentarias en los Hospitales de la región al correspondiente Jefe de Sanidad, y, en general, velará por el mejor funcionamiento del Servicio y prestigio de las Damas Auxiliares que a él pertenecen. Representarán al Servicio en los actos oficiales a que asistan.

Art. 10. Auxiliarán igualmente en tiempo de guerra, o su preparación a las Autoridades sanitarias en la organización de los Hospitales, proponiendo la distribución de las Damas no movilizables, como asimismo los nombres de las que consideren aptas para ser movilizadas, solicitando de la Inspectora General del Servicio el personal necesario para los Hospitales y Equipos Quirúrgicos móviles. De los destinos y altas y bajas que hagan en su región deberán dar cuenta a la Inspectora General.

Inspectoras Provinciales

Art. 11. Las cuarenta y una Inspectoras Provinciales corresponden a una por cada provincia, dos en Marruecos, una en Baleares y dos en Canarias, a excepción de aquellas plazas en que exista Inspectora de región. Su nombramiento se formulará en igual forma que los de las regionales.

Art. 12. Tendrán las mismas funciones que competen a las regionales según los artículos noveno y décimo, pero en dependencia y subordinación jerárquica de las Inspectoras Regionales.

Art. 13. Estarán en contacto directo con las Damas Auxiliares, debiendo proponer a la Inspectora Regional las altas y bajas de las mismas. Además, vigilarán las aptitudes y conducta de ellas en las prácticas reglamentarias, haciendo las anotaciones convenientes en sus fichas respectivas. Propondrán el nombramiento de las delegadas de Hospitales, siendo la misión de éstas actuar como Secretarias de la Madre Superiora en lo relacionado con el Servicio de Damas dentro del Hospital, teniendo las mismas atribuciones que la Superiora en los Hospitales en los que no existan Religiosas.

Art. 14. Las Inspectoras Provinciales podrán proponer el nombramiento de las Inspectoras Locales en aquellas localidades en que lo consideren oportuno para el buen servicio.

Inspectoras locales

Art. 15. Las Inspectoras Locales tendrán las mismas atribuciones que las Provinciales de quienes dependen y están subordinadas en los asuntos referentes al Servicio.

Damas Auxiliares

Art. 16. Las Damas Auxiliares tendrán como misión la de auxiliar a las Hermanas de la Caridad en los Hospitales Militares y la de reemplazarlas cuando su número sea insuficiente o se trate de lugares a los que por cualquier razón las Hermanas de la Caridad no puedan acudir.

Art. 17. Para formar parte del Servicio de Damas Auxiliares de Sanidad Militar será preciso:

1.º Solicitarlo de la Inspectora General del Servicio, por medio de las Inspectoras Regionales, Provinciales y Locales.

2.º Obligarse a cumplir el Reglamento, teniendo en cuenta que, al solicitar el honor de cuidar nuestros soldados, se ponen voluntariamente al servicio de las necesidades que hayan de cubrirse en los Hospitales y demás servicios sanitarios y a observar la más estricta disciplina, como requiere toda organización militar.

3.º Patentizar la más intachable conducta, religiosa, moral y patriótica.

Art. 18. Habrá entre las Damas dos categorías diferentes: una, a la que pertenecerán las que tengan algún título sanitario reconocido por el Estado y con un mínimum de dos años de prácticas en Medicina y Cirujía, que se denominarán Damas Auxiliares de primera clase, y otra, a la que pertenecerán las que no reúnan el tiempo de prácticas necesarias o no tengan título ninguno, y se llamarán Damas Auxiliares de segunda clase, otorgándoseles cartera de la categoría correspondiente.

Art. 19. Las Damas de segunda podrán pasar a la categoría de Damas de primera mediante un período de estudios y prácticas que se regularán en disposiciones ministeriales.

Art. 20. Todas las Damas del Servicio deberán estar en posesión de la Cartera de Auxiliar de Sanidad Militar de primera o de segunda, expedida por la Inspectora General del Servicio, que servirá como documento que garantice su personalidad y como hoja de servicios, donde se anotarán los que presten, con el visto bueno de la Jefatura de Sanidad Militar del Ejército.

Art. 21. Las Damas con Cartera de primera quedan obligadas en tiempo de paz a prestar servicio en algún Hospital militar un mínimo de quince días al año.

Art. 22. Las Damas con Cartera de primera se dividen a su vez en dos Secciones: una, primera Sección, de Servicio Local, en la que figurarán las que se ofrezcan tan sólo para servir en el lugar de su residencia, y segunda Sección, de Servicio Nacional, la de aquellas que se ofrezcan sin condiciones de tiempo ni de lugar para ser movilizadas.

Art. 23. Las Damas de la primera Sección prestarán sus servicios en los Hospitales Militares que radiquen en el lugar de su residencia.

Art. 24. Los traslados de las Damas Auxiliares movilizadas serán por cuenta del Estado en la categoría correspondiente a oficiales.

Art. 25. En caso de herida o enfermedad adquirida durante el servicio, las Damas Auxiliares tendrán derecho, al igual que las Hermanas de la Caridad, a ser hospitalizadas con categoría de oficial en los Hospitales Militares.

Art. 26. Las Damas Auxiliares en servicio, sólo podrán ausentarse con autorización del Director del Hospital.

Las Damas movilizables darán conocimiento de los traslados de residencia a las respectivas Inspectoras, quienes las darán de alta o baja, según corresponda.

Art. 27. Toda imposibilidad justificada de prestación del servicio será comunicado a la Inspectora correspondiente con la debida anticipación.

Art. 28. Perderán el derecho a la Cartera las Damas cuya conducta no sea lo correcta que la sagrada misión que se les confía exige y el prestigio general que la corporación requiere.

Igualmente causarán baja en el servicio, con pérdida de todos los derechos concedidos, el personal de Damas que no cumpla exactamente los deberes que este Reglamento les señala. Las propuestas de bajas serán formuladas por las Inspectoras correspondientes o Jefatura de Sanidad y propuesta por la Inspectora General a la J e f a t u r a de Sanidad del Ejército o por ésta al Ministro, según los casos, conforme se ha regulado el correspondiente nombramiento.

Art. 29. Todas las Damas Auxiliares tendrán la obligación de usar, cuando estén de servicio, el uniforme completo, siendo la adquisión del mismo de cuenta de la interesada.

El uniforme reglamentario sólo será permitido en actos oficiales o del Servicio y se hará con arreglo al modelo que se facilitará en la Inspección General.

Art. 30. Las Damas Auxiliares en los Hospitales estarán bajo la autoridad directa de la Madre Superiora o de la Inspectora del Hospital donde no haya religiosas. Prestarán los servicios que se les asignen, obedeciendo todas las órdenes del personal médico respecto a la asistencia a los enfermos; ante él serán responsables de su exacto cumplimiento y estarán en un todo sujetas, en la parte que les afecta, a las disposiciones del Reglamento de Hospitales Militares.

UNIFORMIDAD

Cartilla de Uniformidad para las Damas Auxiliares de Sanidad Militar

En el plazo máximo de un año, todas las damas auxiliares de Sanidad Militar deberán estar en posesión del uniforme completo que ha de usarse en los actos oficiales y de servicio a que asistan. En unos y otros será obligatorio el uso del mismo.

Para poder vestir el uniforme de Damas Auxiliares de Sanidad Militar en actos privados o que no sean los propios de su servicio, será precisa autorización especial de las Inspectoras Provinciales respectivas, que recibirán de la Inspección General las normas a seguir para conceder estas autorizaciones.

Queda terminantemente prohibido el uso del uniforme para asistir a actos sociales privados ni a lugares públicos, como cafés, paseos, teatros, etc.

Sólo tendrán derecho a vestir el uniforme de damas auxiliares de Sanidad Militar, las pertenecientes a este Cuerpo, siendo condición precisa para ello, estar en posesión de la cartera en activo, corrigiéndose las transgresiones conforme a las disposiciones vigentes aplicables a estos casos.

DESCRIPCIÓN DEL UNIFORME

Traje de diario

El traje será de tela lavable de algodón, color kaki, de acuerdo con el modelo proporcionado por las Delegaciones respectivas.

Llevará cuello y puños blancos de tela de algodón, planchados con almidón, y botones y cinturón de cuero marrón.

Para el trabajo, se quitará el cinturón de cuero y los puños blancos, doblando las mangas para que queden remangadas por encima del codo y poniendo sobre el traje, el delantal de trabajo.

Delantal

El delantal de trabajo será de tela de algodón blanca, con peto grande y muy envolvente, según modelo.

Cinturón

Sobre el delantal, se llevará un cinturón blanco almidonado fuerte, según modelo.

El delantal, sólo se llevará para el trabajo en los distintos servicios del Hospital.

Para actos oficiales diversos, fuera de los servicios del Hospital, se autoriza la confección del uniforme en seda cruda, para verano, y en gabardina de lana, para invierno.

Tocado de cabeza

El tocado de cabeza se confeccionará con la misma tela del traje y con una vuelta blanca almidonada delante, según modelo. Se colocará en forma que recoja dentro todo el cabello, ya que ésta es su verdadera y única misión.

Guantes

Los guantes se usarán de piel marrón o blancos, según los actos y de acuerdo con los que para la misma ocasión se exija a los oficiales del Ejército.

Calzado

Las medias podrán utilizarse del color corriente sin tono especial, y los zapatos deberán ser de cuero marrón, abotinados y con tacón de goma.

Abrigo

El abrigo será de lana marrón, con tabla y trabilla atrás, dos bolsillos a los lados, la insignia de Sanidad bordada en oro y plata en las solapas, el escudo de España en las hombreras y los botones del Cuerpo de Sanidad Militar.

Distintivos

El distintivo general para todas las Damas Enfermeras de Sanidad Militar, que se deberán poner en el cuello blanco del uniforme, consiste en un broche con la Cruz de Malta de esmalte blanco, fondo amarillo, los robles verdes y la Corona Imperial en dorado.

Este broche, tanto en el tamaño reglamentario, como en miniatura, están autorizadas a llevarlo vistiendo de paisano.

Distintivos de categorías

Las Damas Auxiliares de primera clase, llevarán el emblema de Sanidad Militar, esto es, la Cruz de Malta, con los robles bordados en rojo, en el centro de la vuelta blanca del tocado de cabeza. Las Inspectoras Locales y Delegadas de hospital, el mismo emblema con una raya, también roja, debajo.

Las Inspectoras Provinciales, el mismo distintivo, en metal plateado.

Las Inspectoras Regionales, en metal dorado.

La Inspectora General, en esmaltes.

La Secretaria, igual que las Inspectoras Regionales.

Distintivos por tiempo de servicio.

Los distintivos por tiempo de servicio, serán comunes a todas las damas auxiliares, tanto sin título profesional, como con él, y consistirán en una barra en sentido horizontal sobre la manga del brazo derecho, entre el codo y el hombro, por cada trescientos días de servicio.

Estas barras se harán con un galoncito, que será rojo, para los servicios hechos en tiempo de guerra movilizadas para servicios de vanguardia; verde, para servicios en tiempo de guerra prestados en el lugar de su residencia, y blancos, para servicios en tiempo de paz.

Vistiendo el uniforme, no se permitirá usar más emblemas ni condecoraciones que las otorgadas por el Gobierno de la Nación, siendo preciso para poder ostentar otras, la previa autorización de la Inspectora General del Servicio.

Queda exento de este requisito, el uso del Yugo y las Flechas, obligatorio para las afiliadas a la Sección Femenina de Falange Española Tradicionalista y de las J. O. N. S.

Madrid, 31 de julio de 1941.

VARELA

Consejo Supremo de Justicia Militar

VARIAS ARMAS

Orden de San Hermenegildo

Su Excelencia el Jefe del Estado y Generalísimo de los Ejércitos, de acuerdo con lo propuesto por la Asamblea de la Real y Militar Orden de San Hermenegildo, se ha servido conceder las condecoraciones y ventajas que se indican al personal de las distintas Armas y Cuerpos que figura en la siguiente relación, con la antigüedad que a cada uno se le señala:

PLACAS

Infantería

Coronel, activo, D. Luis Bois Ferrer, con antigüedad de 7 de agosto de 1940. Cursó la documentación la Subinspección de la primera región.

Teniente coronel, activo, D. Juan Dies Miró, con antigüedad de 18 de julio de 1938. Cursó la documentación la Subinspección de la segunda región.

Teniente coronel, activo, D. José Torres Fontela, con antigüedad de 14 de noviembre de 1938. Cursó la documentación el Regimiento de Carros de Combate núm. 1.

Coronel, retirado extraordinario, don Severino Pacheco Diego, con antigüedad de 31 de diciembre de 1934. Cursó la documentación el Gobierno Militar de Valladolid.

Comandante, retirado extraordinario, D. Enrique Salas García, con antigüedad de 20 de febrero de 1935. Cursó la documentación la Subinspección de la primera región.

Capitán, retirado extraordinario, don Luis Guiance Aurarazpe, con antigüedad de 2 de noviembre de 1940. Cursó la documentación el Regimiento de Infantería núm. 38.

Capitán, retirado extraordinario, don José Valencia González, con antigüedad de 28 de marzo de 1940. Cursó la documentación el Gobierno Militar de la Base Naval de Cartagena.

Capitán, retirado, D. Francisco Guede Alemán, con antigüedad de 3 de agosto de 1936. Cursó la documentación el Gobierno Militar de Canarias.

Caballería

Comandante, activo, D. Enrique Dalias Cuena, con antigüedad de 24 de febrero de 1941. Cursó la documentación la División de Caballería.

Artillería

Coronel, activo, D. José Díaz-Varela Cuenca-Vivas, con antigüedad de 18 de agosto de 1937. Cursó la documentación la Capitanía General de la primera región.

Coronel, activo, D. Eduardo Orduña García, con antigüedad de 17 de junio de 1933. Cursó la documentación la Inspección de la cuarta región.

Teniente coronel, activo, D. Francisco Alvarez de Toledo Silva, con antigüedad de 5 de febrero de 1930. Cursó la documentación la Maestranza de Artillería.

Capitán, retirado extraordinario, don Félix Ocaña Torrado, con antigüedad de 25 de julio de 1937. Cursó la documentación la segunda región.

Capitán, retirado, D. Jesús Vicente Pardo, con antigüedad de 18 de enero de 1938. Cursó la documentación el Gobierno Militar de Navarra.

Ingenieros

Comandante, activo, D. Juan León Muñoz, con antigüedad de 3 de marzo de 1940. Cursó la documentación el Ministerio del Ejército.

Carabineros

Capitán, retirado, D. Bernabé Pérez Miguel, con antigüedad de 5 de agosto de 1937. Cursó la documentación la 50 Comandancia de la Guardia Civil.

Intendencia

Teniente coronel, activo, D. José Juste de Santiago, con antigüedad de 28

Índice analítico

Recoge **conceptos, instituciones y categorías clave** del libro. Es el más importante en términos académicos.

Índice onomástico

P

Pego-Pérez, Eva

Q

Quintaros Rodríguez, Sergio

R

Ramió Jofre, Anna

S

Santamaría Fernández, M. Begoña
Siles González, José
Solano Ruiz, Carmen

T

Tellechea Idígoras, José Ignacio

www.ingramcontent.com/pod-product-compliance
Lightning Source LLC
LaVergne TN
LVHW022313200926
848481LV00004B/1325

* 9 7 9 8 8 9 9 6 6 4 9 5 3 *